Hefte zur Unfallheilkunde
Beihefte zur Zeitschrift „Der Unfallchirurg"

Herausgegeben von:
J. Rehn, L. Schweiberer und H. Tscherne

188

Rolf op den Winkel

Primäre Dickdarmanastomosen bei Peritonitis

Eine Kontraindikation?

Mit 102 Abbildungen

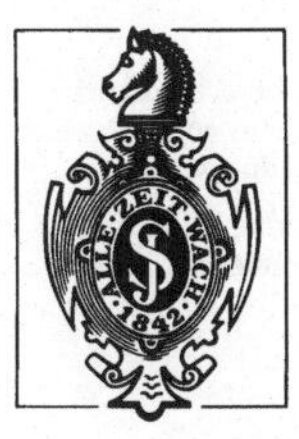

Springer-Verlag
Berlin Heidelberg New York
London Paris Tokyo

Reihenherausgeber

Prof. Dr. Jörg Rehn
Mauracher Straße 15, D-7809 Denzlingen

Prof. Dr. Leonhard Schweiberer
Direktor der Chirurgischen Universitätsklinik München-Innenstadt
Nußbaumstraße 20, D-8000 München 2

Prof. Dr. Harald Tscherne
Medizinische Hochschule, Unfallchirurgische Klinik
Konstanty-Gutschow-Straße 8, D-3000 Hannover 61

Autor

Dr. Rolf op den Winkel
Chirurgische Universitätsklinik
„Bergmannsheil"
Hunscheidtstr. 1
D-4630 Bochum

ISBN-13:978-3-540-17428-8   e-ISBN-13:978-3-642-82991-8
DOI: 10.1007/978-3-642-82991-8

CIP-Kurztitelaufnahme der Deutschen Bibliothek. Winkel, Rolf op den: Primäre Dickdarmanastomosen bei Peritonitis: e. Kontraindikation?/Rolf op den Winkel. – Berlin; Heidelberg; New York; London; Paris; Tokyo: Springer, 1987. (Hefte zur Unfallheilkunde; H. 188)
ISBN-13:978-3-540-17428-8

Inhaltsverzeichnis

1 Geschichtliche Entwicklung der Darmnaht

Vom frühen Mittelalter bis zum Ende des 18. Jahrhunderts sind nur vereinzelt Versuche bekannt, Darmwunden mit chirurgischen Methoden zu heilen. Die Praktiken muten heute abenteuerlich an.

Wie Übersichtsarbeiten von Frey [68], Dunphy [51], Ravitch [189] und Fraser [67] zu entnehmen ist, wurden zur Behandlung von Darmwunden tierische Luftröhren, Holunderzylinder, perforierte Kartoffelscheiben, zusammengerollte Kartenblätter, Zylinder aus Fischleim oder Talg und dgl. mehr in das Darmlumen eingelegt und darüber die Darmwundränder meist mit einer Kürschnernaht adaptiert.

Erst zu Beginn des 19. Jahrhunderts sind die Methoden der Darmnaht durch Tierexperimente auf eine wissenschaftliche Basis gebracht worden.

1812 erkannte Travers [237a] anhand der Beobachtungen von Spontanverläufen nach Darmverletzungen durch Stichwaffen, die er durch tierexperimentelle Studien bestätigt sah, daß diese Wunden unter Verklebung der Serosaflächen spontan heilen konnten. Jobert (zitiert nach [68]) führte 1824 als erster eine Darmvereinigung mit Apposition der Serosa durch, indem er den zuführenden Darmschenkel so in den abführenden invaginierte, daß beide Serosaflächen Kontakt hatten. 1826 veröffentliche Lembert in Paris eine in Tierexperimenten entwickelte Naht, die die Grundlage für fast alle heute noch üblichen Methoden schuf. Beide Wundränder wurden gegen das Darmlumen zu umgebogen und in dieser Stellung durch einreihige Einzelknopfnähte adaptiert. Um den Kontakt mit dem infektiösen Darminhalt zu vermeiden, faßte die „Lembert-Naht" nur die Serosa und die Muskelschicht. Obwohl Lembert [152a] seine Nahttechnik nie am Menschen erprobte, gilt seither auch für die Darmnaht am Menschen als Prinzip, daß eine Anastomose nur durch Invagination mit breitem Kontakt der Serosa heilen kann.

Vielleicht hat das Gefühl „Doppelt genäht hält besser" zur allgemeinen Verbreiterung der 1880 von Czerny [38a] angegebenen zweireihigen invertierenden, extramukös von außen gestochenen Naht beigetragen. 1881 modifizierte Wölfler [252a] diese Naht, indem er die Naht an der schlecht erreichbaren Hinterwand vom Lumen her knüpfte. Im gleichen Jahr beschrieb Albert [4a] eine ebenfalls zweireihige Naht mit einer allschichtigen Naht von innen und einer äußeren Naht, die nur noch die Serosablätter adaptierte. Allen diesen zweireihigen Nähten wurde schon damals der Nachteil angelastet, daß aus der damit verbundenen Einstülpung eine mehr oder weniger starke Stenosierung des Darmlumens resultierte.

1887 ging Halsted [84] von dem Gedanken aus, daß diese mehrreihigen Nähte zu einer Beeinträchtigung der Wundranderernährung mit Nekrose führen müßten, und eine einreihige Naht entschieden vorzuziehen sei. Seine einreihigen Matratzennähte waren im Experiment an Hunden erfolgreich. Als erster erkannte Halsted die Bedeutung der Submukosa als der Schicht, die aufgrund ihres Reichtums an elastischen Fasern den Nähten den besten mechanischen Halt sichert. Die Potenz der Submukosa wurde in allen neueren Arbeiten, die die mechanische Belastbarkeit der Anastomosen prüften, bestätigt. In der klinischen Praxis konnte jedoch die von ihm vorgeschlagene einreihige Naht lange nicht die zwei- oder gar dreireihigen Varianten verdrängen.

1892 entwickelte Murphy [166a] seinen Anastomosenknopf als Vorläufer der heute so erfolgreichen Nahtapparate. Dieser Metallknopf bestand aus 2 Hälften, die intraluminal ineinander geschoben wurden, sobald die Darmenden mittels einer Schnürnaht an den beiden Knopfhälften fixiert waren. Die Darmenden wurden in ganzer Wanddicke invaginiert mit gegenüberliegenden Serosaflächen zusammengepreßt. Die gequetschten Wandpartien wurden später nekrotisch und abgestoßen. Dadurch wurde der Metallknopf wieder frei und durch den Darmkanal nach außen abgeführt.

1895 stellt Frey [68] alle zu dieser Zeit bekannten Darmnahttechniken zusammen. Es waren 68 Verfahren, die sich hauptsächlich darin unterschieden, welche Darmwandflächen durch die Nahtmethode in Apposition gebracht wurden. Die ideale Methode war nach seiner Meinung, angesichts der Häufigkeit der Perforationsperitonitiden infolge Insuffizenz der Naht, noch nicht gefunden.

Bis in die 50er Jahre dieses Jahrhunderts blieb die invertierende zwei- oder dreireihige Naht dominierend, trotz der Erfahrung oft erheblicher Stenosierung des Darmlumens im Anastomosenbereich.

Als erster wagte Gambee [70] die klinische Anwendung einer einreihigen, wenig invertierenden Naht im Sinne Halsteds sowohl bei Dünndarm- als auch bei Dickdarmanastomosen. 1951 beschrieb er die später nach ihm benannte einreihige Allschichtnaht mit Rückstichen durch die Mukosa. Nach insgesamt 10jährigerer Erfahrung berichteten Gambee et al. dann 1956 über gute Ergebnisse mit dieser Nahttechnik auch bei Kolonanastomosen [71]. Vorteile dieser Nahttechnik sah er in ihrer einfachen Durchführbarkeit, der geringeren Lumenreduktion und einer nur minimalen Störung der Durchblutung der Wundränder.

Eine einreihige, schichtgerecht, auf Stoß adaptierte Naht, oft extramukös gestochen, wurde in der Folge von zahlreichen Autoren angewandt [5, 11, 35, 55, 58, 99, 127, 145, 163, 164, 180, 181, 193, 209].

Die dem Lembert-Prinzip entgegengesetzte Technik mit einreihiger, schleimhautausstülpender Naht wurde 1966 von Getzen [73] und mit Einschränkungen von Ravitch [188] empfohlen. Diese Nahttechnik vermied zwar weitgehend jede Stenosierung des Darmlumens [97], konnte sich aber in der Klinik nicht durchsetzen wegen inakzeptabel hoher Nahtinsuffizienzrate [77].

Zurückkehrend zur Erkenntnis Halsteds, daß die Submukosa die mechanisch stärkste Schicht des Darms ist, entwickelte Kerscher 1982 [134, 135] eine einreihige Naht, die allein die Submukosa faßt. In Tierexperimenten am Kolon im Vergleich mit den anderen beschriebenen Nahttechniken brachte die alleinige Submukosanaht bei guter Festigkeit und Belastbarkeit die geringste Narbenbildung und die wenigsten peritonealen Verwachsungen. In der klinischen Anwendung hat diese revolutionäre Nahttechnik bisher noch keine Nachahmer gefunden.

Derzeit stehen die zur Perfektion entwickelten mechanischen Nahtapparate im Mittelpunkt des Interesses auf dem Gebiet der Chirurgie des Magen-Darm-Traktes [7, 190, 225]. Weltweit immer häufiger zur Anastomosierung verwandt, werden die damit erzielten Ergebnisse überwiegend als befriedigend bis hervorragend angegeben.

Die Anastomose wird durch eine doppelseitige Klammernaht ausgeführt, wobei die geschlossenen Metallklammern in der Form des Buchstabens B die Durchblutung nicht gefährden. Als Vorteile dieser maschinellen Naht — gegenüber der konventionellen von Hand — werden Zeitersparnis, einfache Technik und Ausschaltung „menschlicher" Fehler angesehen. Bewährt haben sich die „Stapler"-Anastomosen in der anatomisch bedingten unübersichtlichen Region des distalen Ösophagus und des extraperiotonealen Rektums [98, 230, 232].

2 Tierexperimentelle Untersuchungen zur „normalen" Heilung von Darmanastomosen

In Anlehnung an die früheren Studien über die Wundheilung im allgemeinen dienten zur experimentellen Prüfung von Darmanastomosen
1. histomorphologische,
2. mechanische und
3. biomechanische Untersuchungen.

2.1 Histomorphologie der Wundheilung am Darm

Histologische Untersuchungen lassen eine gewisse Gesetzmäßigkeit während der Heilung erkennen. Sie bestätigen, daß die Wundheilung auch am Darm nichts anderes als der Ablauf einer Entzündung ist [151] und damit primär ein Bindegewebeproblem [153]. Prinzipiell verläuft die Heilung am Darm schneller als an Haut oder Faszie. Auch am Darm verbleibt eine Narbe, deren Größe von einer primären oder sekundären Heilung abhängt.

Im zeitlichen Ablauf lassen sich 3 verschiedene Phasen unterscheiden [30, 35, 73, 97, 102, 109, 144, 174, 188, 239]:

1. Exsudativ-nekrotische Phase (1.–4. Tag): Ödem und Einwanderung von Entzündungszellen: polymorphkernige neutrophile Leukozyten, Lymphozyten und Makrophagen.

2. Proliferative Phase (5.–14. Tag): Rückbildung des Ödems und der entzündlichen Reaktion. Zellvermehrung von Histiozyten und Fibroblasten mit beginnender Kollagenfaserbildung.

3. Regenerations- oder Reorganisationsphase (14 Tage bis mehrere Monate): Abschluß der Reepithelisierung der Schleimhaut, maximale Granulationsgewebebildung und Wundkontraktion.

2.2 Mechanische Festigkeit

1899 untersuchte Chlumsky [41] in Breslau erstmals die Frage, welche Veränderungen die Festigkeit der Darmanastomosen in verschiedenen Zeitintervallen aufweist. Er bestimmte den Berstungsdruck durch Auffüllen des verschlossenen Anastomosensegments mit Wasser bis zum Austreten der Flüssigkeit aus der Nahtreihe an Dünn- und Dickdärmen von Hunden. Das Ergebnis seiner Untersuchungen lautete: „Die Festigkeit der Darmvereinigungen nahm also im allgemeinen von dem 5. Tage an ebenso schnell zu, wie sie bis zu dem genannten Tage rasch gesunken war. Sie war nach 8 Tagen beinahe, nach 10 Tagen ebenso groß, wie diejenigen der intakten Darmwand." Als letzter Wandabschnitt riß nach seinen Beobachtungen die Submukosa. Alle späteren Autoren konnten dieses Ergebnis nur bestätigen [45, 60, 102, 156, 180, 193, 239, 242].

1964 prüfte Hermann erstmals die Festigkeit von Darmanastomosen während der Heilung auf Zug und bestimmte die Reißfestigkeit der Anastomose. Der Abfall bis zum 5. Tag und der nachfolgende rasche Wiederanstieg der Reißfestigkeit bis zum 14. Tag waren mit dieser Methode gleich den Berstungsdruckmessungen. Die Reißfestigkeit erreichte aber erst nach 40 Tagen annähernd den Wert des intakten Darms. Auch diese Arbeit blieb in nachfolgenden Untersuchungen unwidersprochen [8, 88, 105, 106, 125, 173, 174, 241].

2.3 Kollagenumbau

Erste Messungen des Kollagengehaltes führte Cronin 1968 [45] im Verlauf von Colon-descendens-Anastomosen an der Ratte durch. Nach 3 Tagen war das Gesamtkollagen oberhalb und in der Anastomose um 40% unter die Norm der intakten Darmwand gesunken. Nach 10 Tagen war durch Synthese neuen Kollagens die Norm fast wieder erreicht. Korrespondierend verhielt sich der Berstungsdruck. Jiborn et al. [121, 122, 123] bestätigten diesen charakteristischen Verlauf nach standardisierten linksseitigen Kolonanastomosen, die ebenfalls bei Ratten durchgeführt wurden. Durch spezifische Messungen der einzelnen Kollagenfraktionen konnten sie nachweisen, daß die Verminderung des Gesamtkollagengehalts in den ersten 4 postoperativen Tagen mehr infolge verstärkten Abbaus als durch eine verringerte Synthese zustande kommt. Die Ursache dieses erhöhten Kollagenabbaus glauben Hawley et al. [92, 93, 95] in der nach Anastomosen am Colon descendens bei Kaninchen erhöhten Produktion des Enzyms Kollagenase gefunden zu haben. Dieser Befund wurde von Young u. Wheeler [255] am gleichen Tier und von v. Bary [18] an Ratten bestätigt.

Beim Vergleich von Ileum- mit Kolonanastomosen bei Hunden und Kaninchen fanden Wise et al. [251] und Hesp et al. [107] einen stärkeren initialen Abfall sowie einen verspäteten und geringeren Wiederaufbau des Kollagens am Kolon.

3 Experimentelle Ansätze zur Verbesserung der Heilungsqualität von Anastomosen

Unbestritten hängt die Heilung einer Darmanastomose in erster Linie ab von der Spannungsfreiheit der zu anastomosierenden Darmenden sowie von deren ungestörter Durchblutung [5, 76, 133, 255]. Der dritte Faktor ist eine gute Nahttechnik [105, 106, 174].

3.1 Nahttechnik

Der Einfluß der unterschiedlichen Nahttechniken auf die Heilung wurde in zahlreichen vergleichenden Arbeiten überwiegend am Kolon untersucht. Die von Getzen et al. [73], Healey et al. [97] und mit Einschränkungen auch von Ravitch [188, 191] v.a. wegen ihrer nur minimalen Stenosierung empfohlene evertierende Naht erwies sich im Vergleich mit invertierenden Nähten in bezug auf Insuffizienzrate und Festigkeit als eindeutig unterlegen [105, 115, 156, 166, 201, 239, 253]. Nicht ganz so kraß waren die Unterschiede der zwei-reihig invertierenden gegenüber der einreihigen wenig invertierenden Naht vom Typ Gambee. Aufgrund des besseren und früheren vaskulären Durchbaus der Anastomose, geringerer Stenosierung, eher höheren Festigkeit und günstigerem histologischen Aspekt favorisierten dennoch die meisten Autoren die einreihige schichtgerechte Naht auf Stoß [2, 35, 105, 114, 124, 145, 163, 166, 180, 193, 208, 209]. Keinen Unterschied fanden Loeb [156] und Irvin [115].

3.2 Nahtmaterial

Die neuen synthetischen resorbierbaren Fäden und monofilen Draht- oder Kunststoff-fäden armiert mit atraumatischen Nadeln zeigten im Tierexperiment eine deutlich geringere entzündliche Eigenreaktion, zumindest in den ersten 4 Tagen, gegenüber den alten chirur-gischen Nahtmaterialien wie Seide und Catgut [8, 26, 130, 173, 231, 238, 256]. Ihre Reiß-festigkeit erwies sich als ausreichend, die fadeneigene kollagenolytische Aktivität war bei allen Materialien gleich [88, 159].

3.3 Abdeckung der Anastomose

Genähte Anastomosen wurden, in der Vorstellung mehr Sicherheit bei der Heilung und höhere Festigkeit zu erreichen, mit Fibrinkleber und/oder Kollagenvlies abgedichtet [6, 10, 12, 124, 208, 209]. Nur Ascherl und Scheele sahen Vorteile der Fibrinklebung. Scheele hat die Fibrinklebung auch klinisch mit dem Erfolg einer geringeren Insuffizienzrate bei Risikoanastomosen angewandt [207, 209]. Nach Kern [133] haben sich die anfänglichen Hoffnungen auf eine bessere Heilung mit zusätzlicher Fibrinklebung bisher nicht erfüllt.

Freie Peritoneallappen um die Anastomose bewährten sich wegen ihrer Tendenz zur Schrumpfung mit sekundärer Stenosierung nicht. Hingegen verbesserten gefäßgestielte Peritoneallappen bei Ratten und Hunden die Durchblutung [139]. 1981 empfahlen Gulati et al. [83] die Bedeckung mit dem synthetischen, aus Polypropylene bestehenden Handels-präparat Marlex mesh nach vergleichenden Versuchen mit Dacron, Velour und freien Peritoneal- sowie Omentumlappen.

3.4 Präoperative Darmreinigung

Nach Anastomosen am Kolon der Ratte entwickelten sich signifikant mehr Frühdeshis-zenzen, wenn der Darm kotgefüllt war. Als Ursache dafür wird allein die mechanische

Alteration der Nahtreihe mit Störung der Durchblutung durch die aufgestauten Fäzes angesehen [33, 166, 224].

3.5 Perioperative Antibiotikagabe

Nach Borgström u. Sandberg [28] verbessern Antibiotika nur die Überlebensrate bei septischen Komplikationen, nicht aber die Heilungsqualität der Anastomose. Cohn [42] und Poth u. McClure [186] beobachteten aber, daß selbst teilweise devaskularisierte Anastomosen suffizient blieben, wenn präoperativ Antibiotika verabreicht wurden. Bei prä- oder peroperativ mit Antibiotika behandelten Tieren sank die Zahl der Nahtdeshiszenzen signifikant gegenüber der von Kontrolltieren. Dies stellten Irvin u. Hunt [117] am Kolon der Ratte, Nahai et al. [168] und Rothenberg et al. [199] am Hundekolon fest.

3.6 Lokal wirkendes Antiseptikum

Die Peritonealspülung mit Povidon-Jod [27, 74, 149] bewirkte eine geringere Mortalität der bakteriellen Peritonitis im Vergleich zur Kontrollgruppe. Ob die Wundränder während und nach der Kolonanastomose mit dieser Substanz bestrichen wurden oder nicht, blieb hingegen ohne den geringsten Einfluß auf die Zahl der Nahtbrüche [74].

4 Nahtinsuffizienz

4.1 Mortalität

Um die Jahrhundertwende starben von 30–50% der Patienten nach Dickdarmoperationen allein an den Folgen der Nahtinsuffizienz [19]. Bis 1940 verliefen diese Eingriffe noch in 10–12% letal, und die Überlebenden hatten in 80–90% eitrige intraabdominelle und Bauchdeckeninfekte [186]. Heute haben chirurgische und interdisziplinäre Fortschritte die Mortalität nach Dickdarmoperationen als Wahleingriff auf durchschnittliche 2–3% gesenkt, bei Eckwerten von 0 und 10% [5, 11, 21, 22, 71, 77, 101, 116, 147, 171, 227].

Der Chirurg muß aber auch heute noch erkennen, daß die Naht am Dickdarm, dem Teil des Gastrointestinaltraktes mit der dünnsten Wand, der sparsamsten Mikrozirkulation, des geringsten Kollagengehalts, aber der höchsten Kollagenasekonzentration, unsicher ist [96, 107, 133, 227, 230, 251].

Die Nahtinsuffizienz bedingt immer noch in 30–40% den letalen Ausgang [129, 133, 214].

4.2 Häufigkeit

Noch 1982 war die Nahtinsuffizienz von Enteroanastomosen Hauptthema des deutschen Chirurgen-Kongresses. Kern [133] stellte die Ergebnisse einer Sammelstatistik von 11 deutschsprachigen Großkliniken vor. Bei 12 867 Enteroanastomosen (1970–1980) betrug die Insuffizienzrate 7%.

Die Zahlen über die Häufigkeit von Insuffizienzen nach Kolonanastomosen in der Literatur sind nur bedingt vergleichbar. Zusammengefaßt werden Ergebnisse ohne Differenzierung der Grundkrankheit (Karzinom, Entzündung, Trauma) oder ohne Unterscheidung in intra- und extraperitoneale Lokalisation der Dickdarmanastomose. Zum anderen berichten die einen nur über elektive Operationen mit unterschiedlicher Vorbereitung des Darms, während andere Autoren auch Notfalloperationen in ihre Statistik mit einbeziehen. Schlecht vergleichbar sind zudem die Resultate persönlicher Serien von spezialisierten Kolonchirurgen mit denen einer Ausbildungsklinik unter Beteiligung unterschiedlich erfahrener Chirurgen oder gar die Ergebnisse einer Multicenterstudie.

Klinisch erkennbar wird die Nahtinsuffizienz durch das Auftreten von Stuhlfisteln, intraabdominellen Abszessen und einer Peritonitits. Tatsächlich ist die Nahtinsuffizienz wesentlich häufiger, als sie allein anhand der klinischen Kriterien diagnostiziert wird. Dies konnten Goligher et al. [76, 78] und nachfolgende Autoren [3, 4, 58, 198] mit routinemäßig durchgeführten postoperativen Röntgenkontrastdarstellungen der Anastomose nachweisen. Sie fanden in 30–51% Nahtinsuffizienzen mit Kontrastmittelaustritten in die Umgebung.

Wie oft es auch heute noch zu Nahtinsuffizienzen am Dickdarm kommt, zeigt die Zusammenstellung aus der neueren Literatur. Eine Insuffizienzrate von 0% bei 100 konsekutiven Anastomosen ist unseres Wissens erst einmal erreicht worden [13].

Nahtinsuffizienzrate

0%	Bailey et al. (1984) [13]
2–5%	Schrock et al. (1973) [214], Matheson u. Irving (1975) [164], Becker et al. (1978/80) [21, 22], Hell et al. (1981) [101], Kern (1982) [133], Stelzner (1982) [227]
6–10%	Gambee et al. (1956) [71], Goligher et al. (1970) [77], Tagart (1981) [230], Herter u. Colacchio (1982) [103]
11–15%	Rosenberg et al. (1971) [198], Fielding et al. (1980) [62], Aeberhard et al. (1981) [3], Athanasiadis et al. (1982) [11]
16–20%	Whitacker et al. (1970) [249], Everett (1975) [58], Hell u. Allgöwer (1976) [100], Langer (1978) [145]
21–31%	McAdams et al. (1970) [166], Simpson u. Srivastava (1975) [219], Scheele et al. (1978) [209], Nockemann (1978) [171], Jornstadt et al. (1981) [126]

4.3 Lokale und systemische Faktoren

4.3.1 Klinische Untersuchungen

Aus retrospektiven Analysen von 204 [116], 615 [249], 1466 [61] und 1703 [214] Kolonanastomosen ließen sich mehrere systemische Faktoren eruieren, die einzeln und besonders in Kombination in einem signifikanten Verhältnis zur Anastomoseninsuffizienz standen. Diese waren: die Anzahl von intraoperativen Bluttransfusionen, eine mehr als 15 min dauernde intraoperative Hypotension, eine Operationsdauer von mehr als 3 h, die Unter-

8

ernährung mit erniedrigtem Gesamteiweiß und Serumalbumin und ein Patientenalter über 60 Jahre.

An lokalen Faktoren wurden genannt: entzündliche Erkrankungen der Darmwand, Strahlenschäden der Darmwand und intraperitoneale Infektion.

Die Multicenterstudie von Fielding 1984 kam zu dem Ergebnis, daß der wichtigste Einzelfaktor nicht organ- oder patientenbezogen war. Der wichtigste Einzelfaktor war der Chirurg. Bei einer Gesamtzahl von 13% Insuffizienzen nach 1466 Kolonanastomosen variierte die Insuffizienzrate bezogen auf jeden einzelnen von 28 Operateuren von 0,5–32%.

4.3.2 Tierexperimentelle Untersuchungen

Experimentell wurde der negative Einfluß der Unterernährung [244], der Hypoproteinämie und der Hypovolämie [240a] sowie von Kortison [53] auf die Darmwundheilung nachgewiesen.

5 Problemkreis und Ziel der eigenen tierexperimentellen Untersuchung

„Alte Ideen sterben schwer, besonders auf chirurgischem Gebiet" [97].

Dazu gehört das chirurgische Diktum, daß eine eitrige Peritonitis die Heilung einer Dickdarmnaht stark gefährdet oder gar den Nahtzusammenbruch vorprogrammiert [71, 93, 94, 99, 111, 113, 132, 133, 146, 164, 166, 182, 209, 213, 227, 230, 251, 252, 253].

Diese auf klinische Einschätzung bei Mißerfolgen beruhende Ansicht hat bei Krankheitsbildern mit spontaner Dickdarmperforation und bei perforierenden Dickdarmtraumen zu konservativ mehrzeitigem chirurgischem Vorgehen unter Vermeidung einer primären Anastomose geführt.

Uns interessierte die Frage, ob tatsächlich und wenn ja, wie eine vorbestehende Peritonitis den Verlauf nach primärer Dickdarmanastomose ohne protektive Kolostomie bestimmt.

5.1 Bisherige experimentelle Untersuchungen zum Einfluß der bakteriellen Kontamination und Peritonitis auf die Heilung von Darmanastomosen

1959 untersuchten erstmals Rothenberg et al. [199], ob eine Heilung von Kolonanastomosen bei Vorliegen einer schweren akuten Peritonitis erwartet werden kann. In der Literatur hatten sie bis dahin keine experimentellen Arbeiten zu dieser Frage finden können.

Ohne vorangehende Darmreinigung durchtrennten sie das Colon transversum von Hunden und vernähten die Enden zweireihig unter Belassung eines 1,7 cm langen Defekts an der Vorderseite. 24 h später resezierten sie bei 15 von 30 Hunden den Defekt und das angrenzende entzündlich veränderte Kolon. Die Kontinuität wurde durch eine zweireihige End-zu-End-Anastomose wiederhergestellt. 29 dieser Tiere starben innerhalb von 2–3 Tagen an einer schweren akuten Peritonitis. Bei 2 von 15 mit Nachresektion und primärer Anastomosierung behandelten Tieren fanden sie Deshiszenzen der Anastomose.

In einer 2. Versuchsgruppe erhielten 36 Hunde bei gleichem Peritonitismodell 24 h nach Setzen des Kolonwanddefekts intravenös Penicillin und Streptomycin. Alle nicht resezierten Tiere starben trotzdem an der Peritonitis, aber 10 von 18 nachresezierten Hunden überlebten. Die 8 gestorbenen Hunde dieser Gruppe zeigten keine Anastomoseninsuffizienz. Die 10 überlebenden Tiere wurden nach 60 Tagen getötet und wiesen alle eine intakte Anastomose auf. 64 von 66 Anastomosen waren also zum Zeitpunkt der Sektion makroskopisch intakt. Die Autoren zogen aus ihren Versuchen den Schluß, daß eine akute generalisierte Peritonitis die Heilung von Kolonanastomosen nicht verhindert.

1960 verglichen Borgström u. Sandberg [28] die Heilung von Anastomosen am Colon descendens des Kaninchens ohne und mit oraler oder parenteraler präoperativer Antibiotikabehandlung. Als alleiniges Kriterium der Heilung bestimmten sie am 5. postoperativen Tag den Berstungsdruck und die Zugfestigkeit der Anastomose. In allen 3 Gruppen waren die Werte nicht signifikant unterschiedlich, obwohl die bakteriologischen Untersuchungen zum Zeitpunkt des Tests signifikant mehr aerobe Bakterienspezies in größerer Keimzahl bei den unbehandelten Kaninchen im Anastomosenbereich ergaben. Sie schlossen aus diesen Ergebnissen, daß die Heilung von Kolonanastomosen von der aeroben Kolonflora nicht negativ beeinflußt wird, sofern die Nähte ohne Spannung an gut ernährten Darmenden angelegt werden.

1969 wurden weitere mikrobiologische Aspekte intestinaler Anastomosen von Rusca et al. [201] aus der Arbeitsgruppe von Cohn untersucht. Seine Experimente an Hunden galten der noch offenen Frage, ob die bakterielle Kontamination während der Anastomosierung oder eine Bakterienevasion durch die Nahtlinie nach erfolgter Anastomose auf die Heilung Einfluß nimmt. Die Differenzierung gelang ihm durch intraluminale Injektion des sonst nicht im Darm des Hundes vorkommenden Bakteriums Serratia marcescens, welches in charakteristischen rot-pigmentierten Kolonien wächst.

Unter der Voraussetzung einer befriedigenden operativen Technik ist die bakterielle Evasion nach Beendigung der Anastomose kein wesentlicher Faktor. Die nicht ganz zu vermeidende intraoperative Kontamination kann nach den Ergebnissen von Rusca durch die Abwehrmechanismen der Peritoneums unschädlich gemacht werden. Erst wenn die Anastomose künstlich mit einem Plastikfilm vom Peritoneum abgeschirmt wurde, kam es unter dem Einfluß von Bakterien zur Anastomosenzerreißung.

Demgegenüber betont Cohn [42] in seiner Übersichtsarbeit „Intestinal Antisepsis" (1970) wieder den negativen Einfluß der Dickdarmflora auf die Heilung von Kolonanastomosen beim Hund. Wurde ein Schenkel der zu anastomosierenden Darmenden auf eine bestimmte Länge devaskularisiert, so überlebten nur die Tiere mit lokaler intraluminaler Antibiotikaapplikation bei intakter Naht, während unbehandelte Tiere ausnahmslos an Peritonitis infolge Nahtbruch starben.

Experimentell unterstützt wurde der negative Einfluß der bakteriellen Infektion durch die Arbeiten von Hawley [92, 95, 96]. Die Plazierung von Bakterien zusammen mit nicht infektiösem Fremdkörpermaterial um Colon-descendens-Anastomosen von Kaninchen führte zu perikolischen Abszessen. Bei diesen Tieren war gegenüber Kontrolltieren und sogar solchen mit gleichzeitigem hypovolämischem Schock der Berstungsdruck der Anastomose geringer. Korrespondierend fand er eine Abnahme des reifen Kollagengehaltes in der Submukosa des Kolons. Durch das spezifische Enzym Kollagenase, das nach seinen Untersuchungen in signifikant höherer Konzentration im Kolon als in den anderen Abschnitten des Magen-Darm-Trakts vorkommt, resultiert eine verstärkte Kollagenlyse. Bereits durch

durch das chirurgische Trauma stieg die Kollagenaseproduktion an und wurde durch eine perikolische bakterielle Infektion noch verstärkt. Mit der erhöhten Kollagenaseaktivität erklärt Hawley die klinische Erfahrung, daß Dickdarmnähte schlechter heilen als Nähte am Dünndarm.

Noch im gleichen Jahr publizierte Ryan [202] Gegensätzliches. Gegen jede bisherige Erwartung heilten seine primär durchgeführten Anastomosen nach Notfallresektion bei diffuser Peritonitis infolge Dickdarmperforationen beim Menschen. Diese Heilungen ließen ihn an der traditionellen Anschauung zweifeln, daß die Infektion *der* bedeutende Faktor des Nahtzusammenbruchs sei.

Statt wie sonst üblich, ging er den Weg vom Tierexperiment zum Menschen umgekehrt. Extraperitonealisierte Hundekolonanastomosen, spannungslos, bei erhaltener Durchblutung, aber ohne vorherige mechanische Darmreinigung und ohne Antibiotikaschutz mit fäkaler Verunreinigung plus teilweiser exogener Kolikontamination angelegt, heilten makroskopisch ohne Fisteln trotz benachbarter Abszesse. Auch die Messungen des Berstungsdruckes zeigten keine Unterschiede zu Kontrolltieren.

1971 simulierten Yamakawa et al. [254] das Krankheitsbild der menschlichen Divertikulitis durch eine zirkumferenzielle Injektion einer fäkalen Suspension in die Wand des Hundesigmas. 24 h später wurde das akut entzündliche Darmsegment reseziert und eine zweireihige, invertierende Anastomose angeschlossen. Kontrolltiere mit alleiniger Resektion und Anastomose verstarben in 5,6% der Fälle. In der Divertikulitisgruppe lag die Mortalität bei 24% und alle Anastomosen bei den Todesfällen waren partiell insuffizient. Histologisch erwies sich der Heilungsverlauf bei überlebenden Hunden im Vergleich zu Kontrolltieren als deutlich verlangsamt. Zudem war die Kollagenkonzentration bis zum 21. Tag bei ihnen signifikant geringer.

1972 entnahmen Hovnanian u. Saddawi [110] durch eine 1 cm lange Längsinzision des Rektrosigmoids von Hunden frischen Stuhl und erzeugten mit einer standardisierten Menge zum einen eine lokale und in einer anderen Gruppe eine diffuse Kontamination der Bauchhöhle. Die Kolotomie wurde sofort wieder durch Naht verschlossen. Mit diesem Modell sollte die Auswirkung einer intraperitonealen Spülung auf die peritonealen Abwehrmechanismen untersucht werden. Sozusagen als Nebenbefund konnte der Autor feststellen, daß keine der Dickdarmnähte trotz der bei allen Tieren vorhandenen lokalen oder diffusen akuten Peritonitis Insuffizienzen aufwiesen.

Ebenfalls nur als „Nebenprodukt" ergibt die Arbeit von Sisel et al. [220] Aufschluß über das Verhalten von Dickdarmnähten bei fäkaler Peritonitis. Durch Aufblasen eines transanal in das intraperitoneale Kolon des Kaninchens eingeführten Ballonkatheters kam es zur Perforation. 30 min später wurden durch die Perforationsöffnung Kochsalz, wasserlösliches Kontrastmittel oder Bariumsulfat intraperitoneal instilliert. 1 und 4 h nach der Perforation wurde diese einreihig übernäht. Nur eine von 60 Nähten war zum Zeitpunkt des Todes oder der geplanten Opferung insuffizient trotz nachweisbarer akuter, teilweise abszedierender Peritonitis.

1973 verglich Hawley [93] den Berstungsdruck von Anastomosen, die mit einer gemischten Kultur von zusammen 10^9 Escherichia coli und Enterokokken plust sterilen Fäzes kontaminiert waren, mit dem nicht infizierter Anastomosen. Am 3. postoperativen Tag war der Berstungsdruck noch gleich, aber am 7. Tag signifikant geringer bei den infizierten Anastomosen. Bei letzteren ergaben differenzierte Kollagenmessungen eine signifikant höhere Lysisrate des Kollagens.

Irvin u. Hunt [117] untersuchten 1974 den Verlauf von Kolonanastomosen bei Ratten mit und ohne gleichzeitiges lokales Trauma durch Verletzung des Psoasmuskels. Zur Anastomoseninsuffizienz kam es in 18,5% der so traumatisierten Ratten. Hingegen heilten alle Anastomosen, wenn 4 Wochen zuvor eine vorgeschaltete Ableitungskolostomie angelegt worden war. Die Insuffizienzrate ohne Kolostomie, aber mit intraperitonealer Zephalosporinapplikation während der Operation, war mit 3,6% wesentlich geringer als bei den unbehandelten Tieren. Aus diesen Ergebnissen schlossen die Autoren, daß die Infektion die unmittelbare Ursache des Nahtbruchs sei.

Nach Magennähten mit Kontamination durch Pseudomonasbakterien an Ratten fanden Bierens de Haan et al. [25] eine Erniedrigung des Berstungsdruckes nach Infektion, histologisch eine verzögerte Heilung, aber keine Änderung des Kollagengehaltes. Wichtig erscheint ihre Beobachtung, daß die Infektion und die normale Wundheilung ähnliche Prozesse darstellten. Sowohl die Infektion als auch die alleinige mechanische Verletzung bedingten eine zelluläre und vaskuläre Reaktion der Wundheilung.

1976 kontaminierten Langer et al. [148] Colon-transversum-Anastomosen der Ratte mit Staphylococcus aureus $8 \cdot 10^9$ Keime/ml. Alle Anastomosen waren nach 2,5 Wochen geheilt. Aus Experimenten am Kaninchen versprachen sich Matolo et al. [165] 1976 Rückschlüsse, ob eine primäre definitive Versorgung von Kolonverletzungen möglich sei. Sie setzten eine 50% der Zirkumferenz betragende Läsion am Colon transversum. 1–16 h nach der Verletzung wurden die Darmwunden zweischichtig genäht. Die Letalität stieg in Abhängigkeit von der Zeitdauer bis zur chirurgischen Versorgung auf 100% nach der spätesten Intervention. Todesursache in allen Fällen war aber die Peritonitis. Nicht eine von 79 Nähten zeigte einen Nahtzusammenbruch oder wenigstens ein umschriebenes Leck. Ihr Fazit: Die klinisch beobachteten Fälle von Nahtinsuffizienzen müssen durch andere Faktoren und nicht durch die Infektion verursacht worden sein.

In einer groß angelegten Studie mit 181 Anastomosen an Dünndarm und Kolon des Hundes kamen Nahai et al. [168] 1977 zu dem Schluß, daß eine lokale bakterielle Peritonitis einen destruktiven, die Zerreißung von Anastomosen bewirkenden Einfluß hat. Dies gleichermaßen am Dickdarm wie am Dünndarm, wenn die Anastomosen mit einer fäkalen Suspension von 10^{10} Bakterien/ml kontaminiert wurden. In 67% enstand eine Peritonitis, die zu einer Insuffizienzrate von 24% führte. Wurde ein gestieltes Dünndarmsegment isoperistaltisch in das Kolon eingenäht und von außen oder innen mit Bakterien kontaminiert, war die Insuffizienzrate gleich hoch wie beim umgekehrten Verfahren. Anatomische Unterschiede im Wandaufbau von Dünn- und Dickdarm sind für die Heilung von Anastomosen demnach weniger bedeutungsvoll als der Bakteriengehalt im Lumen. Die präoperative Gabe von Zephalosporinen reduzierte in allen Versuchsgruppen die Mortalität und die Anastomoseninsuffizienz.

Die Heilung von Enterotomien bei fäkaler Peritonitis untersuchten 1979 Haywand et al. [245] an Meerschweinchen. Verglichen mit einer Kontrollgruppe ohne Peritonitis fanden sie, daß prinzipiell eine normale Heilung der Dünndarmwände auch bei Peritonitis erfolgen kann.

Der Berstungsdruck der Anastomosen bei den überlebenden Tieren war in beiden Gruppen gleich. Die primäre Letalität nach der Operation betrug aber bei der Peritonitisgruppe 30% gegenüber 20% der Kontrollgruppe. Die Anastomoseninsuffizienz bei der Peritonitisgruppe war signifikant häufiger.

12

1981 erzeugten Ravitch et al. [192] durch Wanddefekte am Hundekolon eine eitrige exsudative Peritonitis. 24 h später wurde der Defekt reseziert und entweder eine zwei-reihige invertierende Naht von Hand oder eine maschinelle Anastomose (GIA und TA-55-Stapler) angelegt. Alle handgenähten Anastomosen heilten ohne Leck, während 5 von 10 mechanischen Nahtreihen insuffizient wurden.

5.2 Tierexperimentelle Peritonitismodelle

Es gibt noch viele offene Fragen zum Pathomechanismus, zu den körpereigenen Abwehr-reaktionen und zu sinnvollen Therapieansätzen bei der weiterhin lebensbedrohlichen bakte-riellen Peritonitits.

Während Untersuchungen über die Wirksamkeit von Medikamenten ein Peritonitismodell mit hoher Frühletalität verlangen, können morphologische und biochemische Verände-rungen nur an einer protrahiert verlaufenden Peritonitis geklärt werden.

Je nach Fragestellung wurden unterschiedliche Peritonitismodelle entwickelt, die sich in 3 Hauptkategorien zusammenfassen lassen.

A Kontamination der Bauchhöhle mit Bakteriensuspensionen

1. Reine Bakterienkulturen [46, 47, 74, 75, 90, 91, 128, 149, 152, 221]
2. Reine Bakterienkulturen und Adjuvanzien (Schleim, Fremdkörper, Blut) [32, 63, 79, 82, 175, 183, 218, 223]

B Chirurgische Verletzungen des Darmtrakts

1. Dünndarm [31, 52, 89, 176, 177, 197]
2. Dickdarm [24, 27, 40, 64, 108, 131, 143, 187, 195, 199, 206, 226, 250, 258]

C Intraperitoneale Implantation von Fäzes

1. Frische Fäzes standardisiert nach Gewicht [9, 38, 65, 66, 72, 237]
2. Kombination von Bakterien bekannter Keimzahl mit sterilem fäkalem Material und Ba-rium in Gelantinekapseln [15, 16, 49, 169, 178, 179, 247]

A) Erfahrungen mit dem Modell A haben gezeigt, daß die meisten Bakterien in Dosen unter 10^6 Keime/ml in eine gesunde Bauchhöhle implantiert nicht uniform letal wirken. Davis u. Yull [46, 47] erkannten als erste, daß die Zugabe von Erythrozyten in einer Konzen-tration von 4 g% zu einer Escherichia-coli-Suspension von 10^8/ml die Letalität drastisch auf 90% erhöhte. Die Arbeitsgruppe um Simmons und Hau [90, 152] konnte den adju-vanten Effekt der Erythrozyten zunächst auf das Hämoglobin und später dessen Eisen-komponente begrenzen. Der genaue Wirkungsmechanismus blieb bisher ungeklärt. Ver-mutet wird eine Blockierung der Phagozytose [128, 218].

B) Chirurgische Modelle versuchen, menschliche Krankheitsbilder und Verletzungen zu simulieren. Durch Ausschaltung einer Ileumschlinge und der Unterbrechung ihrer Blut-zufuhr kommt es zu einer Durchwanderungsperitonitis.

Eine kotige Peritonitits entsteht nach Devaskularisation der Appendix und Ligatur an ihrer Basis. Ein ähnliches Vorgehen mit und ohne zusätzliche Wandverletzung wurde am Zökum von Kleintieren erprobt. Ferner kommt es nach Setzen von Wanddefekten oder Perforationen des linken Kolons durch Aufblasen transanal eingeführter Ballonkatheter zur fäkalen Peritonitis.

C) Mit ihrem standardisierten Modell der intraperitonealen Implantation einer Gelantine-kapsel, die steriles Stuhlmaterial, Barium und eine bestimmte Konzentration definierter Bakterien enthielt, erzeugten Weinstein et al. [247] reproduzierbar einen charakteristischen zweiphasigen Peritonitisverlauf. Die generalisierte exsudative Peritonitis in den ersten 3 Tagen mit hoher Mortalität ließ sich zurückführen auf die Wirkung von aeroben Bakterien, speziell Escherichia coli. Die überlebenden Tiere entwickelten vom 6. Tag an intraabdominelle Abszesse. In diesen wurden überwiegend anaerobe Bakterien und dominierend der Keim Bacteroides fragilis gefunden. Nur die Kombination eines aeroben Keimes mit einem Anaerobier und besonders der Synergismus zwischen Escherichia coli und Bacteroides fragilis induzierte regelmäßig intraabdominelle Abszesse.

Teil II. Material und Methoden

1 Die Ratte als Versuchstier

Zur Wahl der Ratte als Versuchstier führten 7 Gründe:

1. Vergleichende Studien erfordern eine große Anzahl genetisch und physiologisch gleicher Individuen ohne Alters- oder Geschlechtsunterschiede [102].
2. Anatomisch sind Wandaufbau des Dickdarms und seine Durchblutung den Gegebenheiten beim Menschen ähnlich [81, 154].
3. Viele Studien bezüglich Nahttechnik, Fadenmaterial und Wundheilung wurden am Kolon der Ratte gemacht, so daß ein Vergleich eigener Ergebnisse mit denen anderer Autoren möglich ist [12, 74, 105, 139, 150, 174, 248].
4. Die fäkale Mikroflora der Ratte gleicht der humanen [102, 247].
5. Von 53 in der Literatur gefundenen tierexperimentellen Arbeiten über die Peritonitis wurden 35 an Ratten durchgeführt, in neueren Arbeiten fast ausschließlich.
6. Die Ratte ist erwiesenermaßen nicht resistent gegenüber einer Peritonitits. Ihre robuste Natur läßt sie aber häufiger als andere Tierspecies überleben, so daß auch Spätergebnisse erhoben werden können.
7. Die Ratte toleriert das schon allein durch Anästhesie und Chirurgie bedingte Trauma besser als andere Tiere.

1.1 Geschlecht und Gewicht der Versuchstiere

Die Versuchstiere wurden ausschließlich an weiblichen Wistar-Ratten mit einem Körpergewicht von 180–220 g aus der Tierversuchsanstalt Hannover durchgeführt. Das weibliche Geschlecht wurde gewählt wegen der besseren Verträglichkeit miteinander bei Haltung mehrerer Tiere in einem gemeinsamen Käfig. Zudem hatten die Arbeiten von Weinstein et al. [247] gezeigt, daß die Sensitivität gegenüber Infektionen bei Weibchen eher größer ist als bei Männchen.

2 Eigenes Peritonitismodell

2.1 Induktion der Peritonitis

Die Tiere hatten bis zur Operation freien Zugang zu Wasser und einer Standardnahrung für Kleintiere. Die Narkose erfolgte durch intraperitoneale Injektion von Chloralhydrat 10 mg/ kg KG. Operiert wurde unter sauberen, aber nicht sterilen Bedingungen. Eröffnung des Abdomens im mittleren Unterbauch durch eine 2 cm lange Längsinzision. Die antimesenteriale Zirkumferenz des Colon descendens wurde gegenüber der Teilung der A. mesenterica inferior zu 2/3 quer aufgeschnitten. Eine Blutstillung der Schnittränder erfolgte nicht. Einer der Kotballen im Darm wurde so in das eröffnete Darmlumen eingeklemmt, daß seine Oberfläche die Schnittfläche überragte. Ohne weitere Maßnahmen Verschluß der Bauchdecke mit fortlaufender Dexon-Naht der Stärke 4,0, Naht der Haut mit Prolene-4,0-Einzelknopfnähten. Nach dem Eingriff hatten die Tiere wieder Zugang zu Wasser und fester Nahrung.

2.1.1 Charakteristika des Modells

1. Wandverletzung durch Schnitt
2. Exposition der Bauchhöhle gegenüber endogenen Stuhlkeimen und dem Fremdkörpermaterial der Fäzes bei lokaler Blutung
3. Passagebehinderung des proximal der Verletzung gelegenen Dickdarmabschnitts

2.2 Nachweis der Peritonitis

2.2.1 Makroskopie

Bei der Relaparotomie 24 h später fanden sich alle Anzeichen einer akuten lokalen und diffusen Peritonitis mit Rötung der Dünndarmschlingen (Abb. 1) und Ausbildung eines bräunlich-rot gefärbten Peritonealexsudats, trotz der fast immer vorhandenen Abdeckung der Läsion (Abb. 2) durch Fettgewebe, die Tuben oder benachbarte Dünndarmschlingen.

2.2.2 Histologie

Histologisch ließ sich auch an entfernten Organen wie Leber und Milz eine eitrig-fibröse Peritonitits nachweisen (Abb. 3). Lokal wiesen die eröffneten Darmränder ein Ödem auf. Die Serosa war bedeckt mit Bakterien, Erythrozyten und Fasermaterial. Auch tiefere Wandschichten und das abschirmende Fettgewebe der Umgebung waren leukozytär abszedierend infiltriert.

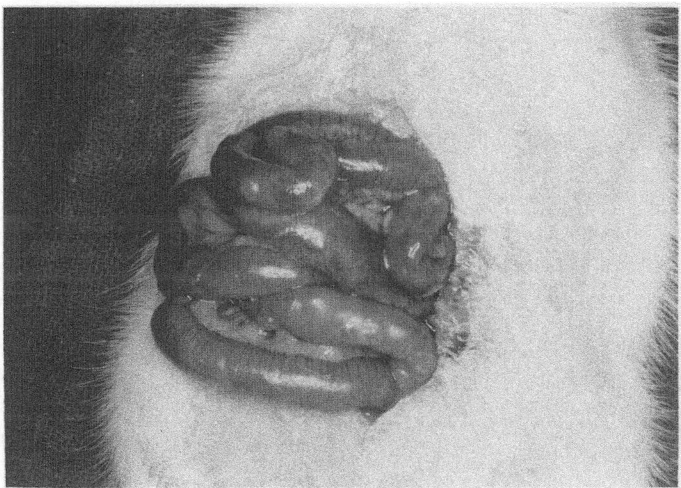

Abb. 1. Situs bei Relaparotomie nach 24 h

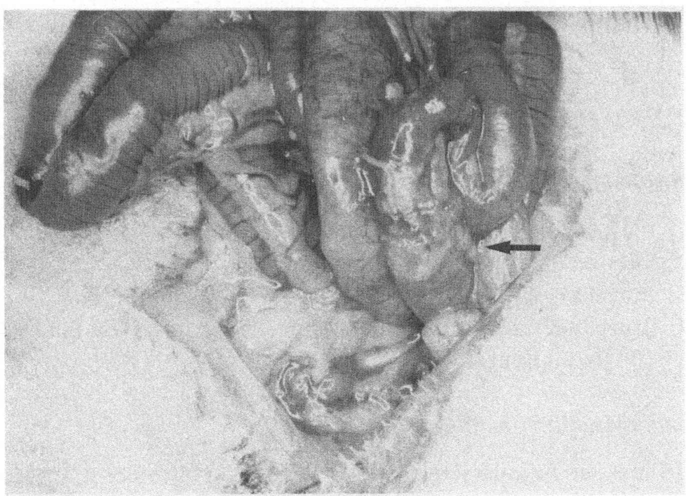

Abb. 2. Abdeckung der Läsion (*Pfeil*) durch Dünndarmschlinge

2.2.3 Bakteriologie

1 ml des freien Peritonealexsudats wurde, entfernt von der Läsion des Dickdarm, im rechten Unterbauch in eine sterile Spritze aspiriert und sofort in das bakteriologische Labor gebracht (die mikrobiologischen Untersuchungen erfolgten im Labor von Prof. Dr. Schweisfurth, Mikrobiologisches Institut des Saarlandes in Homburg).

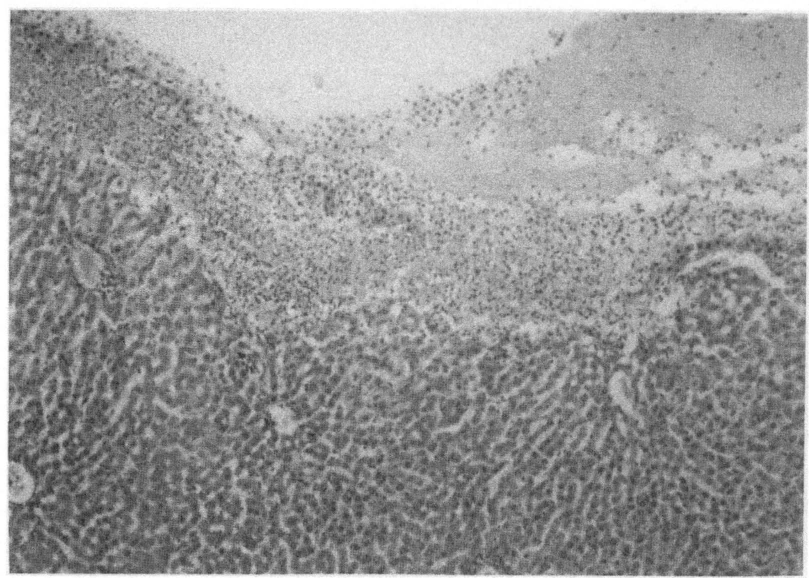

Abb. 3. Eitrig-fibröse Peritonitis an der Leberoberfläche

2.2.3.1 Mikrobiologische Methodik

Verwendete Nährböden

1. Blut-Agar-Base Nr. 2, Fa. Oxoid, Nr. 271 + 7% Blut;
2. MacConkey-Agar, Fa. Merck, Nr. 5465;
3. Brucella-Agar, Fa. Difco, Nr. 0964-01-3 + 7% Blut, und
4. Brucella-KV-Agar, Fa. Difco, Brucella-Agar mit 7% Blut + 7,5 μg/ml Vancomycin und 100 μg/ml Kanamycin.

Koloniezahlbestimmung

0,1 ml der Exsudate wurden auf jeweils 1 Platte der 4 angegebenen Medien ausgespatelt. Weitere 0,1 ml der Proben wurden in 9,9 ml sterilisiertem Leitungswasser unter Schütteln verdünnt und hiervon wiederum 0,1 ml auf den Platten ausgespatelt. Die hierdurch erzielte Verdünnung beträgt 10^{-3} vom Ausgangsmaterial.

Für weitere Verdünnungen wurde 0,1 ml der Probe in 100 ml sterilisiertem Leitungswasser geschüttelt und davon 0,1 ml ausgespatelt. Die erzielte Verdünnung beträgt somit 10^{-4} der Probe. Letztlich wurde 1 ml aus der Verdünnung 10^{-3} zu einem 9-ml-Röhrchen mit sterilem Leitungswasser gegeben und nach Suspendierung 0,1 ml ausgespatelt. Die erreichte Verdünnung beträgt 10^{-5} der Originalprobe. Die so beimpften Platten mit den Medien 1 und 2 wurden 24 h $\pm$ 4 h bei 36°C aerob bebrütet. Die Platten mit den Medien 3 und 4 kamen für 2 Tage in Zeissler-Töpfe, die nach Evakuierung und Spülung mit N_2/CO_2 = 95:5 in der genannten Atmosphäre bei 36°C bebrütet wurden.

Nach der selektiven Auszählung verschieden aussehender Kolonien, bei der nach Möglichkeit nur Platten mit 30—300 Kolonien verwertet wurden, erfolgte die Bestimmung nach üblichen medizinisch-mikrobiologischen Methoden. Laktosenegative Enterobakterien wurden mit API 20 E-System bestimmt, laktosepositive Enterobakterien mit dem MIOH-Medium und Simmon's Citrat-Medium. Staphylokokken wurden mittels Koagulase bestimmt, Enterokokken mit NaCl/Aesculin.

Die anaerob bebrüteten Platten wurden aus Gründen des Personalmangels meist nur quantitativ ausgewertet.

Da die Medien verschiedene Selektivität für die Vielzahl der in den Proben vorhandenen Bakterien haben, ergibt sich für die bestimmten Bakterien und für die Ermittlung der Gesamtzahlen sowie für die Trennung der Angaben für „Aerobier und fakultative Anaerobier" und für „obligate Anaerobier" das Auswertungsschema nach Tabelle 1.

Auf Blut- und Brucella-Agar vermehrte sich die Mehrzahl der vorhandenen Bakterien. Für die Bestimmung der Gesamtkolonienzahlen wurden die Werte von Blut-Agar herangezogen, wenn diese höher lagen als die von Brucella-Agar. Lagen die Werte für Brucella-Agar höher, so wurden diese Zahlen eingesetzt. Die Zahlen für obligate Anaerobier errechnen sich aus Koloniezahl Brucella-Agar minus Koloniezahl Blut-Agar. Überstieg die Zahl der Kolonien von Blut-Agar die von Brucella-Agar, so wurde ein Fehlen von obligaten Anaerobiern angenommen.

In den Peritonealexsudaten wurde immer eine Mischflora mit durchschnittlich 3—4 aeroben Keimarten und Anaerobiern nachgewiesen, wobei letztere nur quantitativ bestimmt wurden (Abb. 4).

Bei den Aerobiern fanden sich in der Reihenfolge der Häufigkeit:

— Escherichia coli
— Proteus vulgaris, morganii
— Klebsiella pneunomiae
— Staphylococcus epidermidis
— Vergrünende Streptokokken
— Yersinia enterocolitica

Tabelle 1. Wachstum der gefundenen Bakterien auf den verwendeten Medien. + Vermehrung; — keine Vermehrung (innerhalb der bekannten Grenzen der Selektivität)

Bakterienarten und -gattungen	Blutagar	MacConkey	Brucella-Agar	Brucella-KV-Agar
Staphylococcus aureus, epidermis	+	—	+	—
Enterobakterien	+	+	+	+
Corynebakterien	+	—	+/−	—
Bacteroides	—	—	+	+
Clostridium	—	—	+	—
Bacillus	+	—	—	—
Vergrünende Streptokokken	+	—	+	—
Eubacterium	—	—	+	+

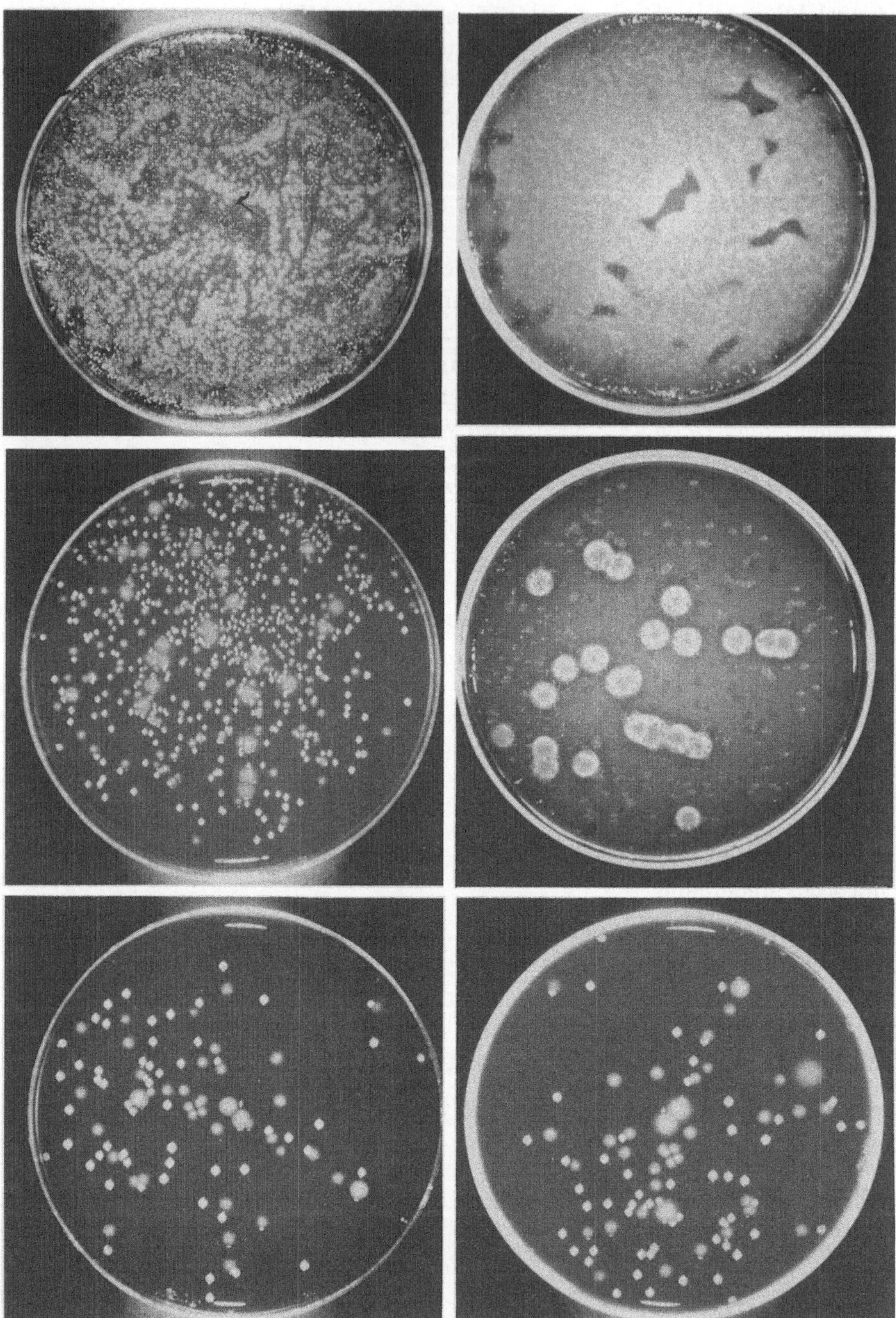

Abb. 4. Wachstum im Peritonealexsudat gefundener Bakterien, Ausschnitt der Verdünnungs-
reihe zur keimspezifischen Differenzierung und Auszählung

– Staphylococcus aureus
– Pasteurella multocida

Die Gesamtkoloniezahlen für aerobe Keime variierten zwischen 10^5-10^7, für Anaerobier von 10^4-10^5. Die Kontrollgruppe entwickelte kein Exsudat, das aspieriert werden konnte.

3 Anastomosierung

3.1 Zeitpunkt der Anastomosierung (Peritonititsgruppe)

Nachdem Vorversuche ergeben hatten, daß 24 h nach der Verletzung die Peritonitis voll ausgebildet war und trotzdem die meisten Ratten ausreichend vital erscheinend solange überlebten, wurde die 24-h-Grenze als Zeitpunkt für die Anastomosierung festgesetzt.

3.2 Operationstechnik

Verwendung von mikrochirurgischen Instrumenten und Lupenbrille. Durchtrennung des bei der Erstoperation belassenen Teils der Hinterwand unter Schonung der arteriellen Randarkade. Ohne Nachresektion und bei Belassung sämtlicher aufgestauter Kotballen im proximalen Darm wurden die kontaminierten Wundränder (s. Abb. 5) anastomosiert. Die

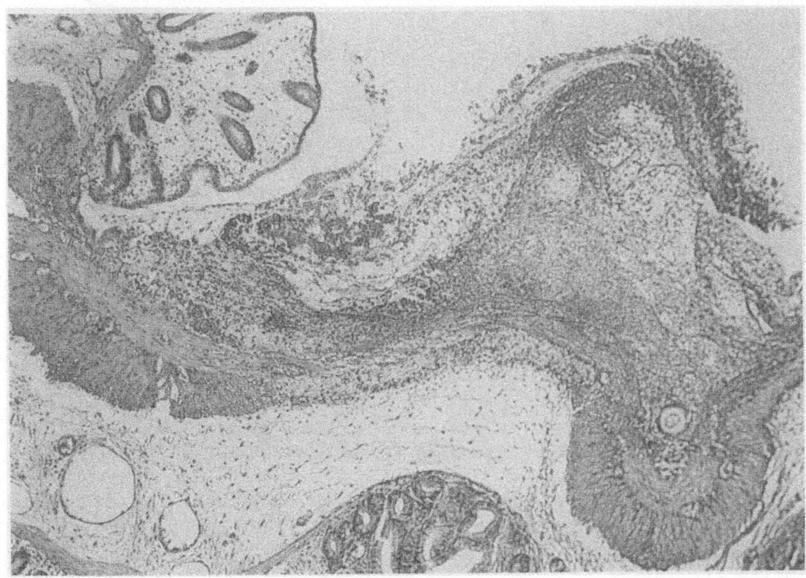

Abb. 5. Längschnitt der Durchtrennungsstelle der Darmwand nach 24 h, Schleimhautrand nach außen prolabiert

Naht erfolgte mit einreihigen, von Herzog modifizierten Stichen vom Typ Gambee. Alle Fäden wurden von außen geknüpft.

Fadenmaterial: monofiler, nicht resorbierbarer Kunststoffaden der Stärke 7.0 (Polypropylene). Die Wahl dieses Fadens erfolgte aufgrund günstiger Beurteilung in Experimenten und Klinik, v.a. in infiziertem Gebiet [8, 13, 26, 36, 54, 55, 60, 88, 202, 203].

Die Dichtheit der Anastomose wurde durch Aufblasen des Lumens mit Wasser durch einen von rektal eingeführten Katheter geprüft. Verschluß der Inzision wie bei der Erstoperation ohne vorherige abdominelle Spülung oder Antibiotikagabe. Postoperativ sofort Zugang zu Nahrung.

3.3 Kontrollgruppe

Bei diesen Tieren wurde in einer Operation das Colon descendens an gleicher Stelle unter Schonung der Vasa recta durchtrennt und sofort ohne Resektion in gleicher Technik wieder anastomosiert (Abb. 6 und 7).

3.4 Gemeinsamkeiten beider Gruppen

Präoperativ: keine Vorbereitung, kein Fasten. Spannungslose Naht bei ungestörter Durchblutung der Darmränder (Abb. 8). Gleiche Nahttechnik. Postoperativ: keine Behandlung, keine Nahrungskarenz.

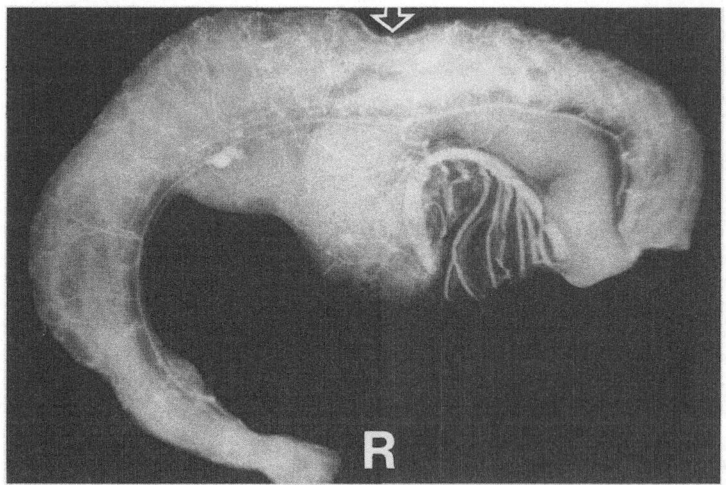

Abb. 6. Durchtrennung des Colon descendens gegenüber der Teilung der A. mesenterica inferior in die A. colica sinistra und die A. rectalis superior (*Pfeil*); *R* Rektumstumpf

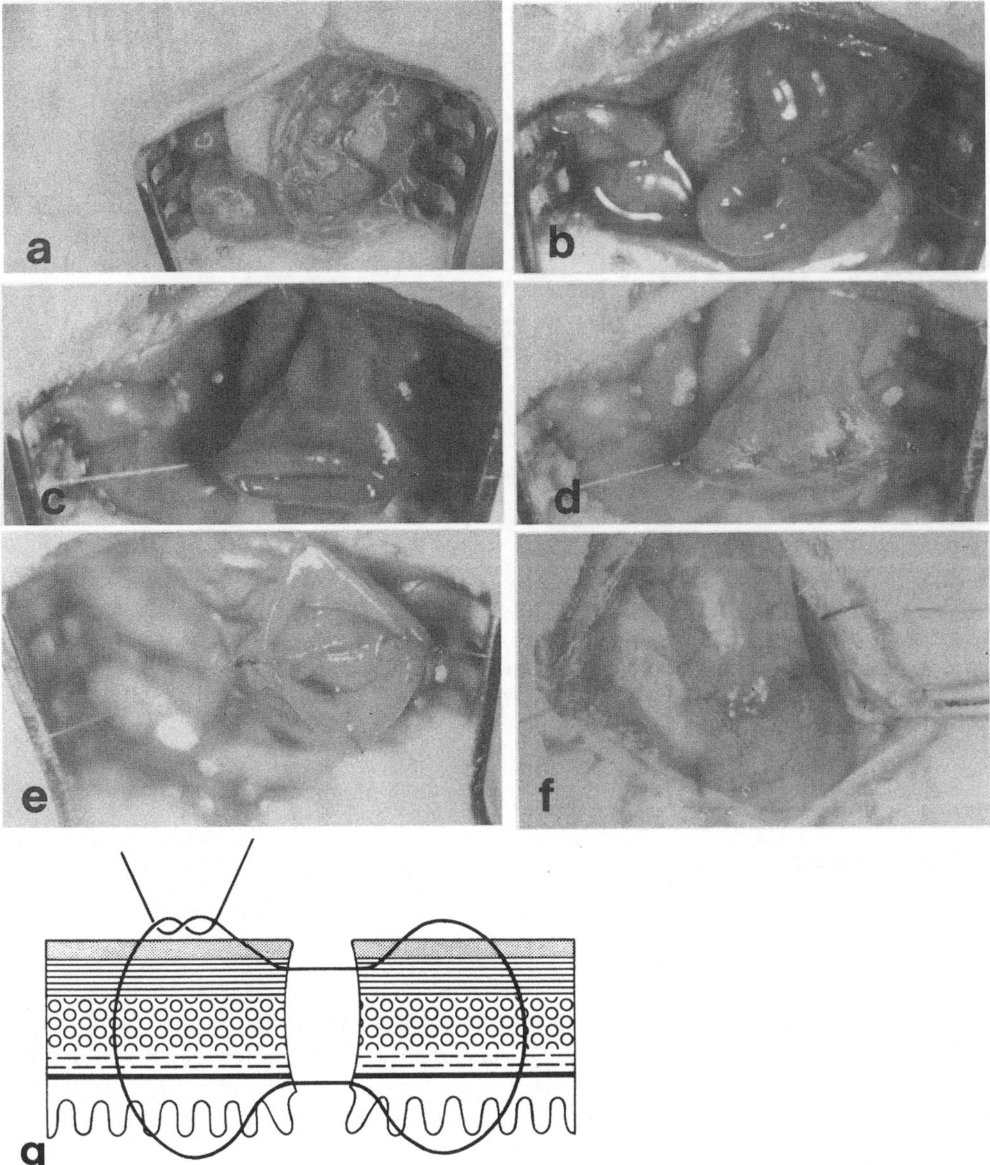

Abb. 7a–g Fadenführung und gefaßte Wandschichten nach Herzog; Einzelschritte der Anastomosierung, Kontrolltier

3.5 Belastung der Peritonititisgruppe

Zwei Narkosen innerhalb von 24 h. Ein zusätzliches operatives Trauma mit Blutverlust. Technisch schwierige Anastomose durch unterschiedliche Lumenweite bei proximaler Kotstaudilatation und distaler spastischer Verengung.

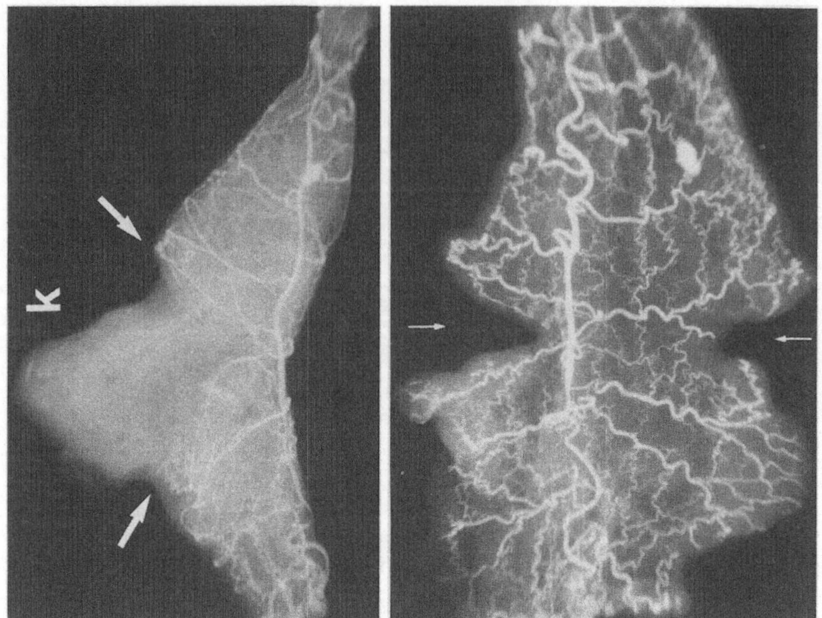

Abb. 8. Mikroangiographischer Nachweis der ungestörten Durchblutung 24 h nach Induktion der Peritonitis. *Pfeil* Schnittränder, *K* weit über das eröffnete Lumen herausragender Kotballen

4 Versuchsserie

4.1 Gesamtzahl der Operationen

Von 188 operierten Ratten der Versuchsserie entfallen je die Hälfte auf die Kontroll- und auf die Peritonititsgruppe. 11 Ratten verstarben nach Induktion der Peritonitis vor Ablauf der gesetzten 24-h-Grenze bis zur Reoperation und Anastomosierung. Sie wurden durch neue Tiere ersetzt.

4.2 Vergleichskriterien der Anastomosenheilung

1. Mortalität und Morbidität
2. Makroskopischer Aspekt der Anastomosen
3. Histologischer Befund
4. Vaskulärer Durchbau der Anastomose
5. Radiologischer Aspekt der Anastomose und Grad der Stenosierung
6. Reißfestigkeit der Anastomose

4.3 Untersuchungsprotokoll

Untersuchungstag postoperativ								n/Gruppe
1	3	5	8	14	21	90	180	
10	10	10	10	10	10	5	5	70 C
10	10	10	10	10	10	5	5	70 P

C = Kontrolltiere; P = Tier und Peritonitis

(Makroskopie, Histologie, Röntgenkontrast, Mikroangiographie)

Untersuchungstag postoperativ		n/Gruppe
6	12	
12	12	24 C
12	12	24 P

(Makroskopie, Histologie, Reißfestigkeit)

5 Untersuchungstechnik

5.1 Praktisches Vorgehen im zeitlichen Ablauf

5.1.1 Radiologische Darstellung der Anastomose

In Chloralhydratanästhesie Freilegung der Anastomose, die mit Metallclips markiert wird. Peranales Einführen eines Venenkatheters in das Rektum. Wasserdichter Verschluß des Anus mit Tabaksbeutelnaht um den Katheter. Pralles Auffüllen des Dickdarmes unter Sicht mit 65%igem Angiographin (Fa. Schering). Röntgenaufnahme des Abdomens a.-p. und seitlich (Abb. 9) (Film: X-Omat M a, Fa. Kodak; Röntgengerät Dermopan, Fa. Siemens).

5.1.2 Präterminale Mikroangiographie

Präparation der Aorta abdominalis von der V. cava inferior (Abb. 10). Ligatur der Aorta oberhalb der Bifurkation und Anschlingen unterhalb der Nierenarterienabgänge. Retrograde Kanülierung der Aorta mit Teflonkatheter 0,8 mm (Fa. Viggo). Vorspülung mit Ringer-Lösung unter Zusatz von Heparin zum Auswaschen des Blutes. Perfusion des Gefäßsystems von Hand mit dem feindispersen Kontrastmittel Bariumsulfat (Micropaque, Fa. Damancy) (Abb. 11). Verdünnung 1 : 1 mit Ringer-Lösung bis zur prallen Füllung der subserösen Gefäße.

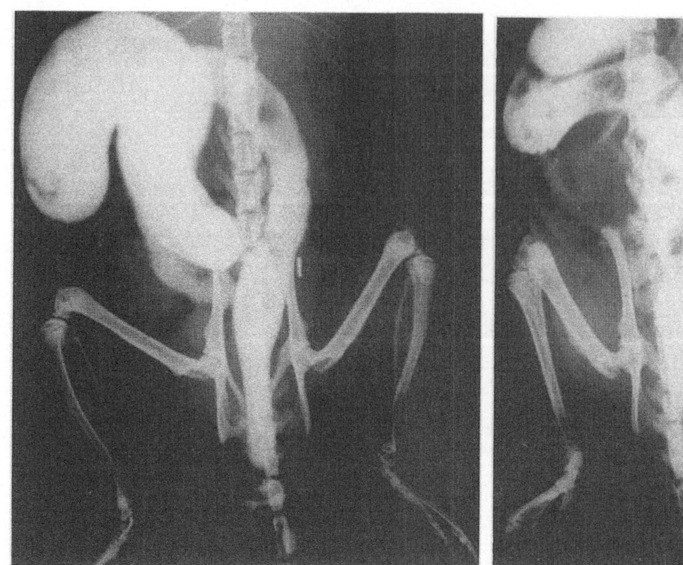

Abb. 9. Kontrastdarstellung der Anastomose in 2 Richtungen

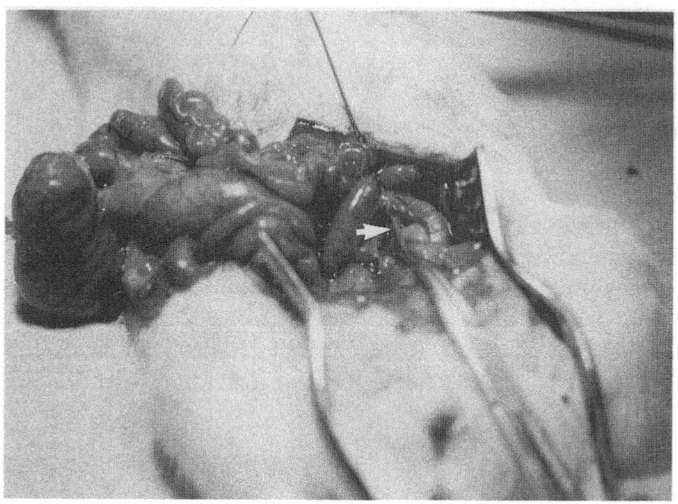

Abb. 10. Freilegung der Aorta abdominalis (*Pfeil*)

5.1.3 Entnahme und Fixation der Präparate

Nach Kontrasteinlauf und Mikroangiographie wurde der anastomosentragende Darmabschnitt reseziert, antimesenterial aufgeschnitten und der Darm ausgebreitet mit Kanülen auf Plastikscheiben befestigt. Die Präparate wurden 24 h in 10%igem Formalin anfixiert und dann für Photoaufnahmen vorübergehend aus dem Formalinbad herausgenommen.

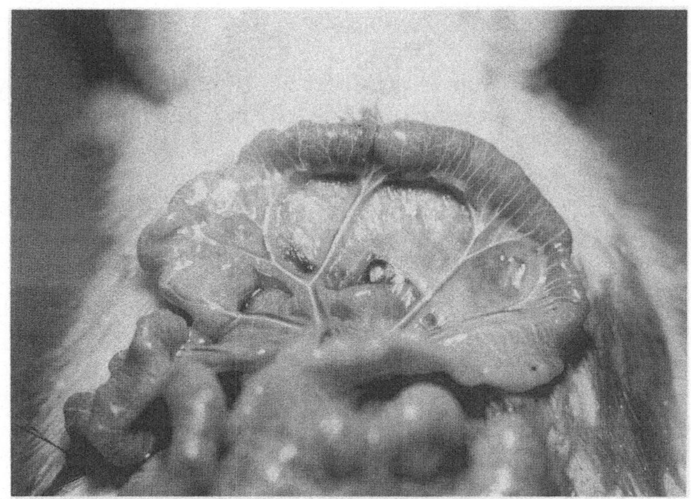

Abb. 11. Micropaquefüllung der arteriellen Gefäße

5.1.4 Makrophotographie der Anastomoseninnenseite

Übersichtsaufnahmen der Innenseite aller Anastomosen pro Untersuchungstag und Gruppe wurden mit der Kamera Olympus OM II hergestellt (Makroobjektiv 90 mm, Beleuchtung mit 2 Studioblitzgeräten).

5.2 Mikroradiographie

5.2.1 Übersichtsmikroradiographie

Die Präparate wurden in ganzer Länge auf einen Structurix-Daylight-Film D4 6 x 24 cm (Fa. Agfa-Gevaert) mit dem Röntgengerät Dermopan (Fa. Siemens, Röntgenröhre AEW, 50/25 ö) abgebildet. Belichtungsdaten: 25 m A, 15 sec 20 kV, FFA 1 m.

5.2.2 Längsschnittmikroradiographie

4–6 Längsstreifen von 2 mm Dicke mit der Anastomose in der Mitte wurden ausgeschnitten und in gleicher Weise abgebildet.

5.2.3 Photographische Vergrößerung

Die Makroaufnahmen entstanden mit der Kamera Olympus OM II mit Balgengerät und Makroobjektiven 1:3,5/38 mm, 1:4/80 mm, Kodak-Film Panatomic.

5.2.4 Mikroskopische Vergrößerung

Unter dem Mikroskop wurde direkt am Röntgenpräparat der Abschnitt der Anastomosenlinie eingestellt, vergrößert und Details mit dem Photomikroskop III der Fa. Zeiss abgebildet.

5.3 Histologische Präparation

Nach Einbettung in Paraffin erfolgte die Färbung von Serienschnitten der Anastomose mit Hämatoxylineosin und nach van Gieson.

5.4 Untersuchung der Reißfestigkeit der Anastomosen

Die Untersuchung der Reißfestigkeit erfolgte im Schweizerischen Forschungsinstitut für Experimentelle Chirurgie in Davos (Leiter Prof. Dr. S.M. Perren). An vorausberechneten Tagen wurden für jede Gruppe je 24 Tiere zusätzlich operiert und diese dann mit dem Auto nach Davos transportiert. Die Reißfestigkeit wurde am 6. und 12. postoperativen Tag bestimmt. Nach Explantation der Anastomose wurde diese antimesenterial aufgeschnitten. Aus dem Anastomosenabschnitt wurden jeweils 3 Streifen von 3 mm Breite ausgestanzt. Diese Streifen wurden in Ringer-Lösung eingetaucht und anschließend in Klemmbacken einer Mikrozugmaschine eingespannt (Abb. 12). Die Hauptelemente dieser Maschine sind: eine Kraftmeßdose mit Dehnungsmeßstreifen (Typ Rumul 500 p), ein Dehnungsmeßstreifenverstärker (Typ Huggenberger I T_1) und ein X Y' Y''-Schreiber (Typ Sefram). Das Getriebe wurde so eingestellt, daß die Darmproben mit einer konstanten Geschwindigkeit von 5 mm/min auseinandergezogen wurden. Die Wegmessung ging über ein Linearpotentiometer (Fa. Genge und Thoma) und ein Multimeter (Typ 160 Digital-Multimeter, Fa. Kethley) auf den Schreiber. Anhand des Kurvenverlaufs konnte die Reißkraft, d.h. die maximale Festigkeit, bevor die Anastomose oder ein benachbarter Wandabschnitt eben zu reißen beginnt, in Pond abgelesen werden.

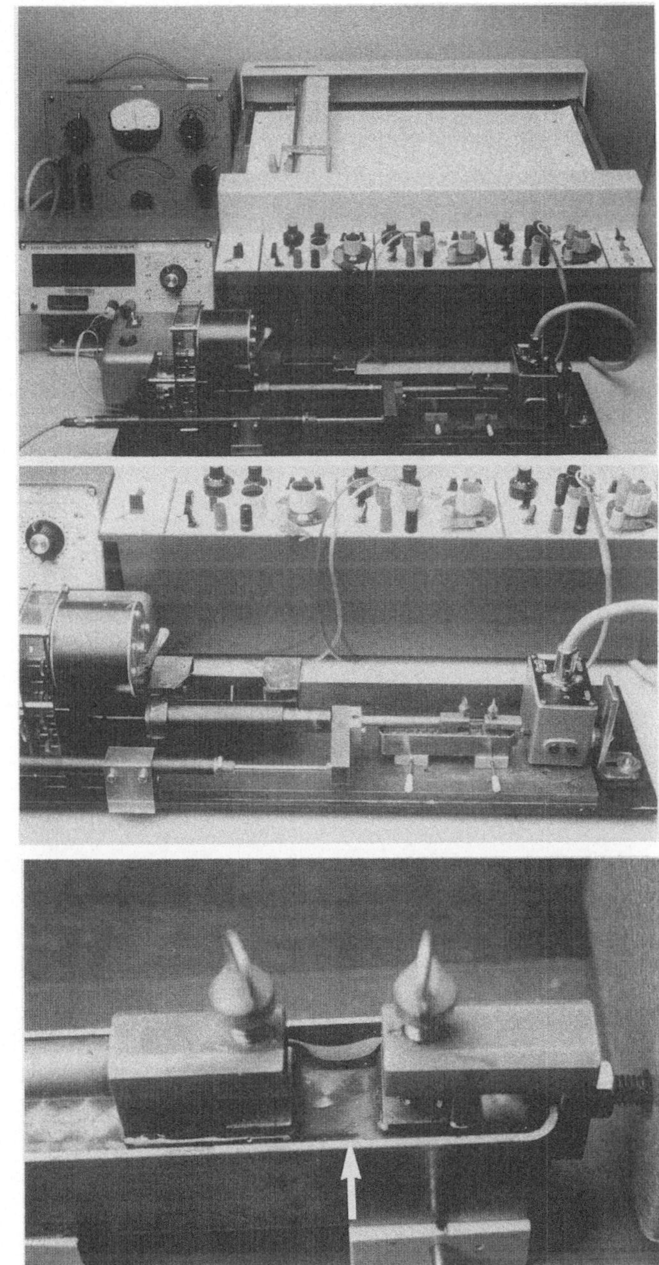

Abb. 12. Mikrozugmaschine mit eingespanntem Anastomosensegment

Teil III. Ergebnisse der Kontrollgruppe (C) und der Peritonitis-Gruppe (P)

1 Mortalität

Alle 94 Tiere der Kontrollgruppe überlebten. Ein Tier der zahlengleichen Peritonitisgruppe starb am 8. postoperativen Tag. Der Zustand der Anastomose bleibt im ungewissen, da sämtliche Baucheingeweide aufgefressen waren (Kannibalismus — nach der Operation wurden bis zu 5 Ratten in einem Käfig gehalten).

1.1 Morbidität

Bei klinischer Beurteilung erschienen fast alle Ratten mit Peritonitis bis etwa zum 8. Tag krank, was durch Trübung der Augen, gesträubten Haaren und geringer Mobilität zum Ausdruck kam. In der 2. Woche dagegen konnte man auch bei den Tieren mit mehreren intraabdominellen Abszessen keine solchen Krankheitszeichen mehr erkennen.

Eine Ileussymptomatik war in beiden Gruppen bei keinem Tier feststellbar.

2 Makroskopische Befunde bei der Sektion

Bei der Sektion wurden vor der Explantation der Anastomose Art und Ausmaß von Verwachsungen protokolliert. Dabei wurde darauf geachtet, ob sie den Nahtbereich einengten, oder ob bedeckende Darmteile selbst adhäsionsbedingt abgeknickt waren mit Auswirkungen auf die Intestinalpassage. Die Anastomosenregion, die gesamte Bauchhöhle sowie die Bauchdecken wurden auf entzündliche Veränderungen untersucht.

Nach Lösung der lokalen Verwachsungen, die an allen Untersuchungstagen größtenteils scharf mit der Schere erfolgen mußte, haben wir die Anastomose von außen und innen auf das Vorliegen von gedeckten oder freien Nahtinsuffizienzen mit Kotfisteln überprüft.

2.1 Makroskopischer Aspekt der Anastomoseninnenseite

Eine Anastomose kann von außen betrachtet durch den seroserösen Kontakt schön und glatt aussehen und von innen enttäuschend schlecht. Viel wichtiger als ein schönes Äußeres ist aber die „Innenarchitektonik" [5]. Da die Innenschichten der Darmwand entscheidend sind für den Heilungsverlauf [208], haben wir für die bildliche Darstellung der Ergebnisse die Photographien der Anastomoseninnenseite verwendet.

Auf eine anatomische Besonderheit des distalen Rattenkolons muß aufmerksam gemacht werden, da sie den makroskopischen Aspekt der Anastomosen mitprägt. Es handelt sich dabei um große längsovale lymphoide Plaques, die in der Submucosa lokalisiert, die darüberliegende Schleimhaut deutlich vorwölben und damit das Relief der Schleimhautlängsfalten verändern.

1. postoperativer Tag. Nach 24 h ist in beiden Gruppen die Anastomosenlinie in Relation zu den proximalen und distalen benachbarten Abschnitten ausreichend breit. Der Anastomosenspalt ist in den meisten Fällen schmal und zeigt kaum Einblutungen. Die Wulstbildung der Anastomosenlippen erscheint gering.

Bei je einer Anastomose der C- und P-Gruppe sind Teildefekte der Wandinnenschicht schon makroskopisch erkennbar.

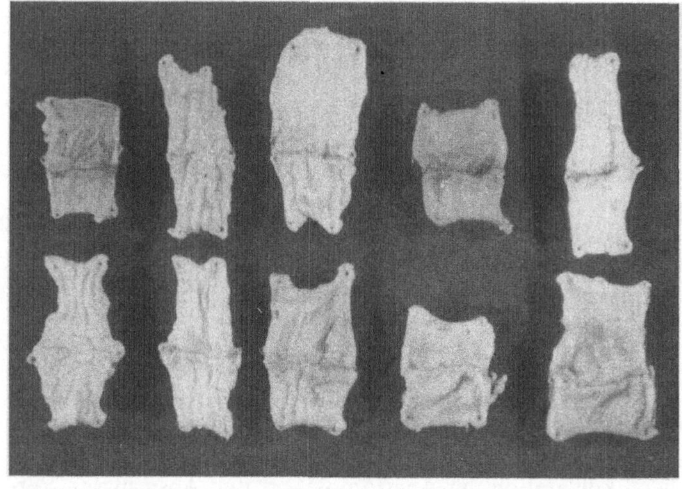

Abb. 13. C-Gruppe

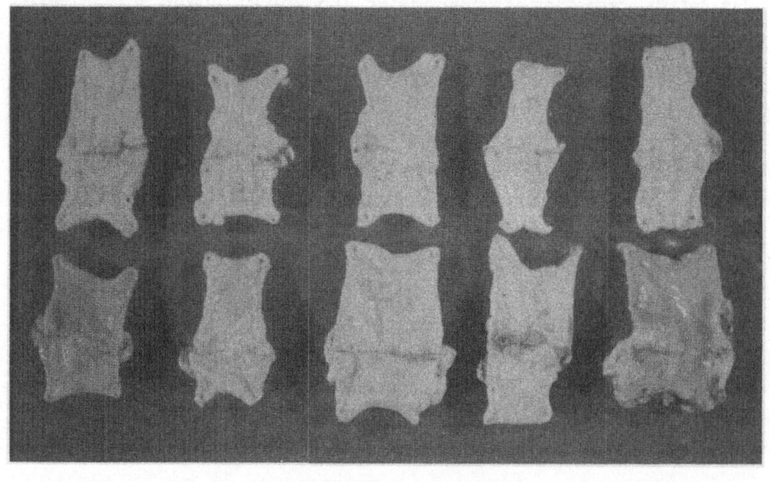

Abb. 14. P-Gruppe

Adhäsionen

Bei der weiblichen Ratte reagieren das genitale Fettgewebe und die langen, sehr beweglichen Tuben rasch auf die Entzündungen und versuchen den Schadensort abzudecken, ähnlich dem großen Netz beim Menschen.

Am 1. Tag lag keine Anastomose ganz frei. In der C-Gruppe waren alle 10 Anastomosen teilweise von Fett abgedeckt und zusätzlich in 3 Fällen von der Tube und einer Darmschlinge.

In der P-Gruppe waren die Adhäsionen bedingt durch die stärkere Entzündungsreaktion wesentlich ausgeprägter. 9mal war zusätzlich zum Fettgewebe die Tube adhärent, 4mal Dünndarmschlingen und 2mal das Zökum.

Nur in der P-Gruppe fand sich ein trübes Peritonealexsudat.

3. postoperativer Tag. Die Weite der Anastomosenlinie bleibt in beiden Gruppen erhalten. Im Vergleich zum durchgehend homogenen Bild der Anastomosen der C-Gruppe (Abb. 15) ist der Anastomosenspalt bei 3 Tieren der P-Gruppe deutlich verbreitert (Abb. 16).

Adhäsionen

C-Gruppe. 3 Anastomosen ohne Adhäsion
4 Anastomosen bedeckt von Fettgewebe
3 Anastomosen zusätzlich bedeckt durch Tube
1 Anastomose zusätzlich durch Dünndarmschlinge

P-Gruppe. Keine Anastomose frei
9 Anastomosen bedeckt von Fettgewebe und Tube
4 Anastomosen zusätzlich durch Zökum oder Dünndarmschlinge

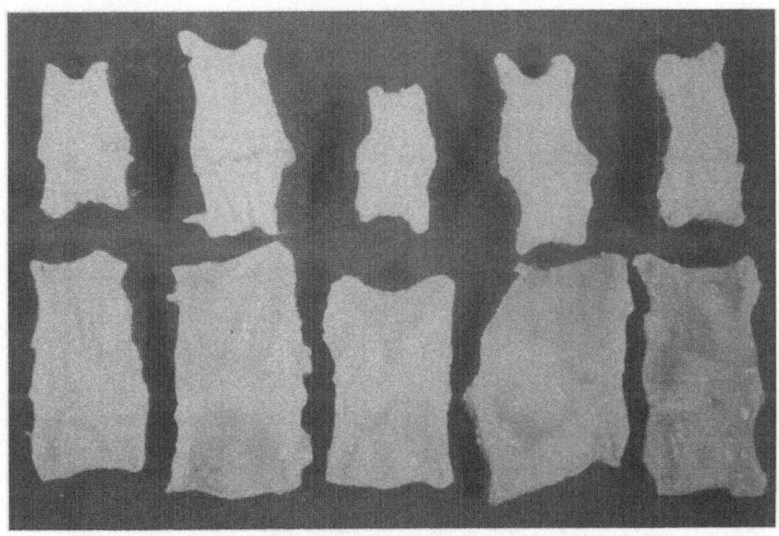

Abb. 15. C-Gruppe, 3. Tag

34

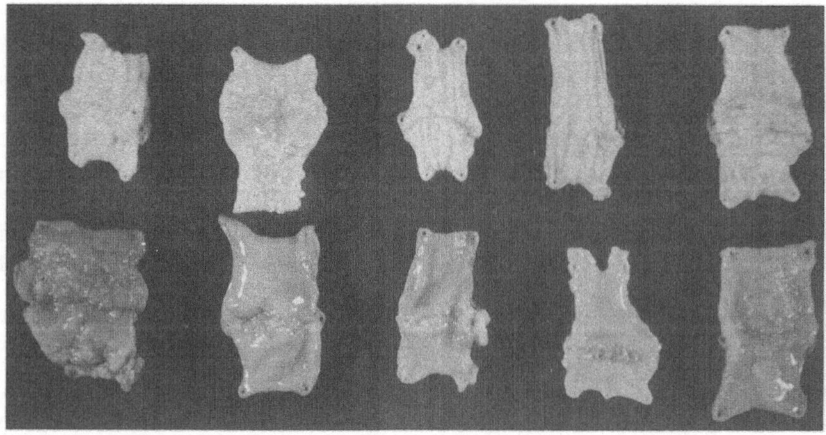

Abb. 16. P-Gruppe, 3. Tag

Abszeßbildung
Bei 3 Tieren der P-Gruppe makroskopisch erkennbare Abszesse in der Bauchdeckennaht.
Bei 1 Tier dieser Gruppe Makroabszeß auf der Wand des Kolons oberhalb der Anastomose
(Abb. 17). Bei einem 2. Tier multiple Makroabszesse am Dünndarm im Mesenterium und
in der Leberpforte (Abb. 18).

5. postoperativer Tag
C-Gruppe. Auffallend starke Wulstung der Anastomosenränder mit umschriebenen Läsionen
der Innenschicht innerhalb der Nahtreihe wegen Klaffen der Schleimhaut (Abb. 19). In
diesen Abschnitten Sekundärheilung durch Bindegewebe, keine Schrumpfung der Anasto-
mosenbreite.

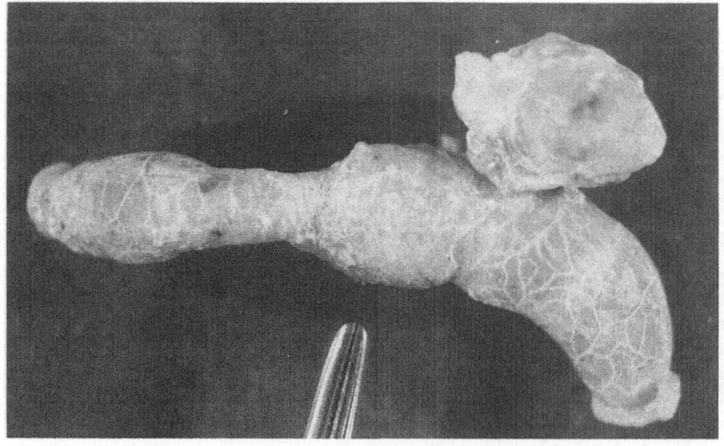

Abb. 17. G-Gruppe, 3. Tag. Abszeß oberhalb der Anastomose

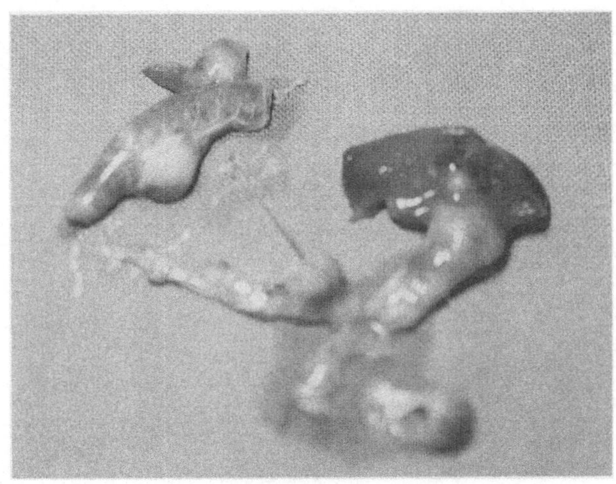

Abb. 18. P-Gruppe, 3. Tag. Multiple intraabdominelle Abszesse entfernt von der Anastomose

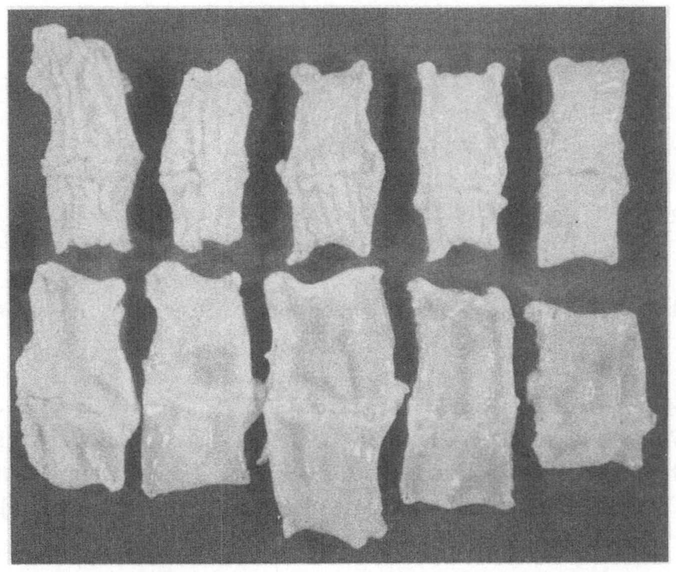

Abb. 19. C-Gruppe

P-Gruppe. Bei einem Tier fast komplette Wandnekrose mit kotgefüllter Höhlenbildung zur Außenseite (Abb. 20). Abdeckung der Deshiszenz zur Bauchhöhle nur noch durch Fett- und Bindegewebemembran.

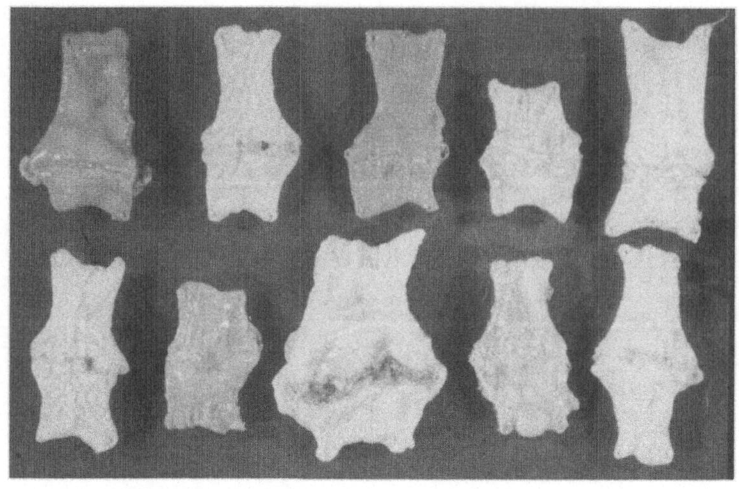

Abb. 20. P-Gruppe

Adhäsionen

C-Gruppe. Alle Anastomosen mit Fettbedeckung
5 Anastomosen zusätzliche bedeckt durch Tube
3 Anastomosen, Bedeckung durch Zökum
1 Anastomose, Bedeckung durch Dünndarmschlinge

P-Gruppe. Alle Anastomosen mit Fettbedeckung
7 Anastomosen zusätzlich bedeckt durch Tube
3 Anastomosen zusätzlich bedeckt durch Zökum
5 Anastomosen zusätzlich gedeckt durch Dünndarmschlingen

Die Präparation von außen zeigte neben der einen Anastomose mit Wandnekrose noch gedeckte umschriebene Nahtdeshiszenzen bei 2 weiteren Tieren.

Abszeßbildung
Alle 10 Tiere der P-Gruppe hattem Makroabszesse in der Bauchdeckennaht und viel mißfarbenes Peritonealexsudat (Abb. 21). 3 Tiere hatten intraabdominelle Makroabszesse, 2 am Zökum und 1 Tier einen Abszeß in der Nachbarschaft der Anastomose ohne Verbindung zu dieser.

8. postoperativer Tag. Das makroskopische Bild der Anastomosen der P-Gruppe nähert sich wieder dem der C-Gruppe. Die Wulstbildung der Anastomosenränder ist in den meisten Fällen nicht mehr so ausgeprägt. Schleimhautdefekte werden seltener und kleiner (Abb. 22 und 23).

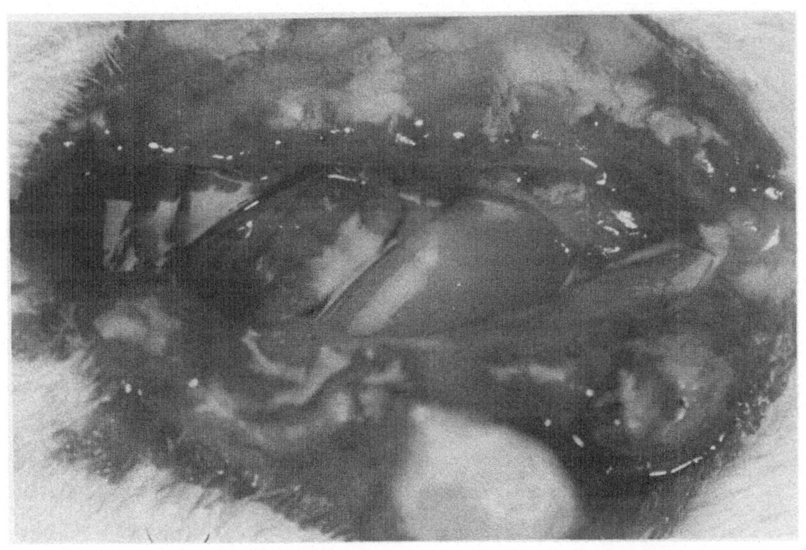

Abb. 21. P-Gruppe, 5. Tag, Baudeckenabszesse, trübes Peritonealexsudat

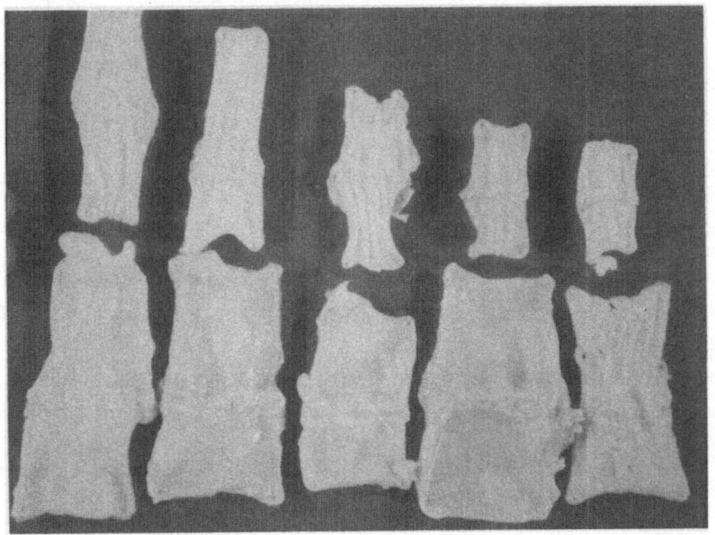

Abb. 22. C-Gruppe

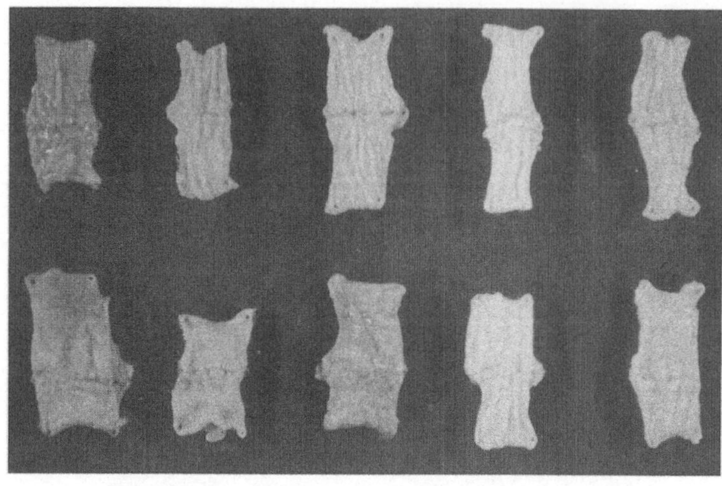

Abb. 23. P-Gruppe

Adhäsionen

C-Gruppe. Alle Anastomosen gedeckt von Fettgewebe
3 Anastomosen zusätzlich durch Tube
4 Anastomosen zusätzlich durch Zökum oder Colon ascendens
1 Anastomose zusätzlich durch Dünndarmschlinge

P-Gruppe. Alle Anastomosen gedeckt von Fettgewebe
2 Anastomosen zusätzlich durch Tube
5 Anastomosen zusätzlich durch Zökum und Dünndarmschlingen

Abszeßbildung
6 von 10 Tieren der P-Gruppe hatten Bauchdeckenabszesse. 3 Ratten hatten multiple intra-abdominelle Abszesse über das Zökum bis zur Mesenterialwurzel (Abb. 24).

14. postoperativer Tag. In beiden Gruppen „beruhigtes" Bild in der weiten Anastomosenlinie. Der Anastomosenspalt wird schmaler. Nur noch vereinzelt kleine Schleimhautdefekte (Abb. 25 und 26).

Adhäsionen

C-Gruppe. Alle Anastomosen gedeckt von Fettgewebe
8 Anastomosen zusätzlich durch Tube

P-Gruppe. Alle Anastomosen gedeckt von Fettgewebe
3 Anastomosen zusätzlich durch Tube
8 Anastomosen zusätzlich durch Zökum und Dünndarmschlingen
(bei 5 Tieren komplette Verlötung des freien Bauchraums durch fibröse Verwachsungen ohne Ileus, Abb. 27)

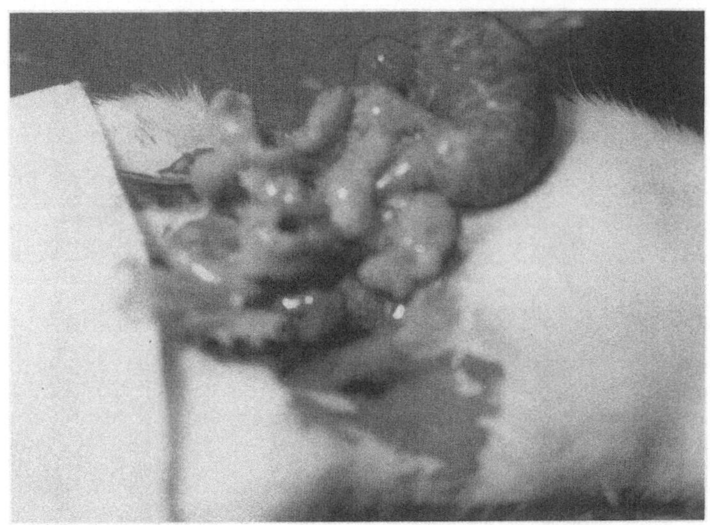

Abb. 24. Makroabszesse am Zökum und im Mesenterium

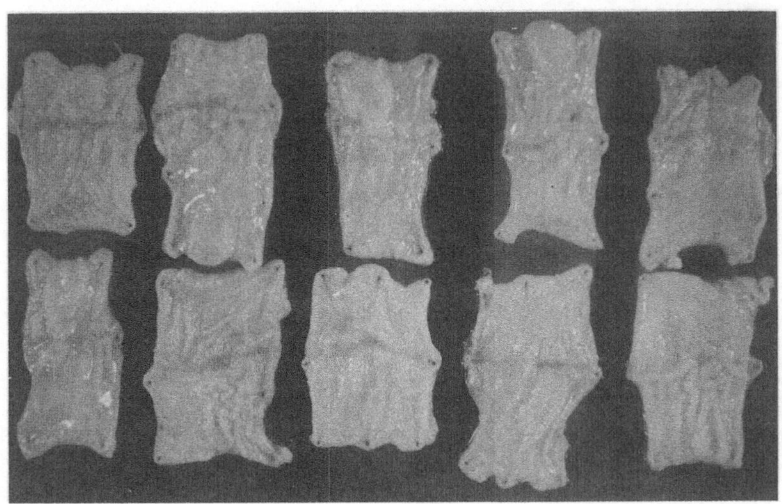

Abb. 25. C-Gruppe

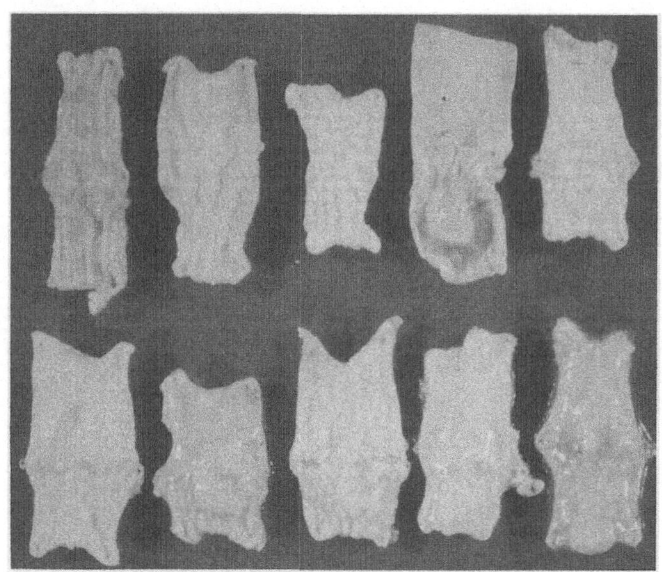

Abb. 26. P-Gruppe

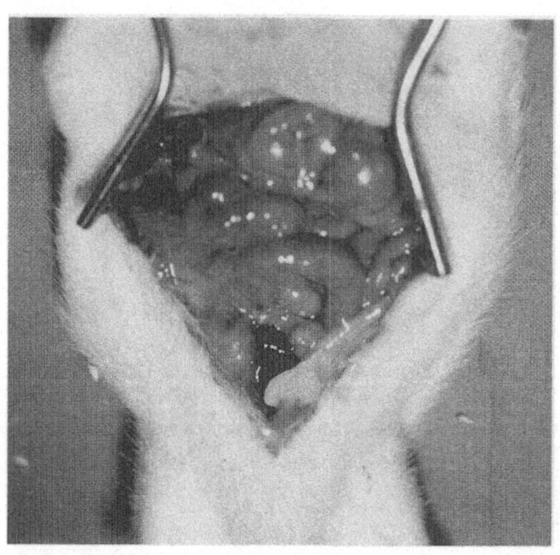

Abb. 27. P-Gruppe, 14. Tag. Fibröse Verklebung der Bauchhöhle durch Peritontis,
zugehörige Anastomose intakt

Abszeßbildung
4 Tiere hatten makroskopisch erkennbare Bauchdeckenabszesse, 5 intraabdominelle
Makroabszesse. Die bakteriologische Untersuchung ergab in allen Abstrichen das Wachstum von Escherichia coli und Bacteroides fragilis (Abb. 28 und 29).

21. postoperativer Tag
C-Gruppe. Keine wesentliche Änderung mehr gegenüber dem 14. Tag (Abb. 30).

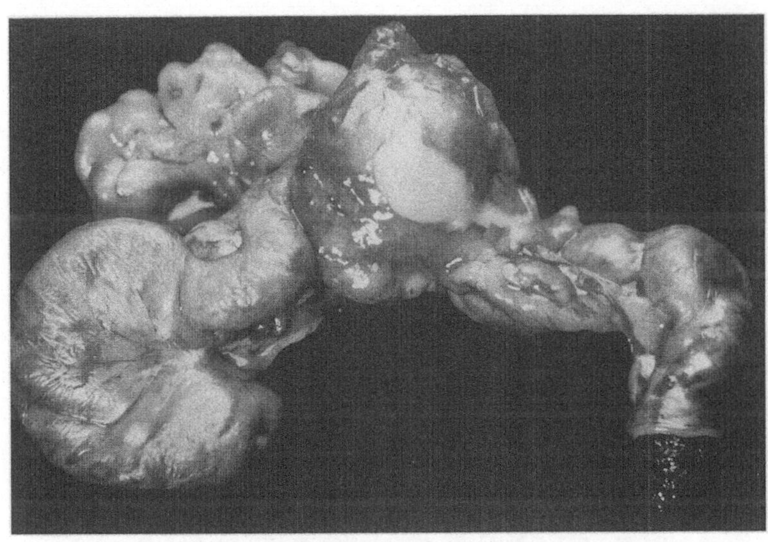

Abb. 28. Makroabszeß unmittelbar nach Inzision. Im Eiter Nachweis von aeroben und anaeroben Bakterien

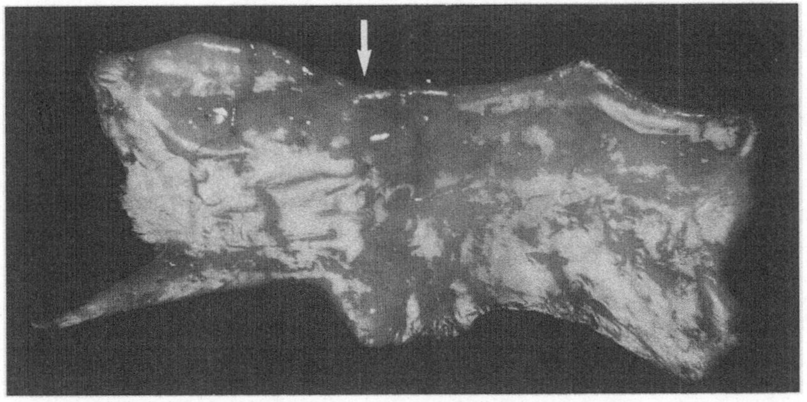

Abb. 29. Innenansicht der Kolonanastomose desselben Tieres, unfixiert

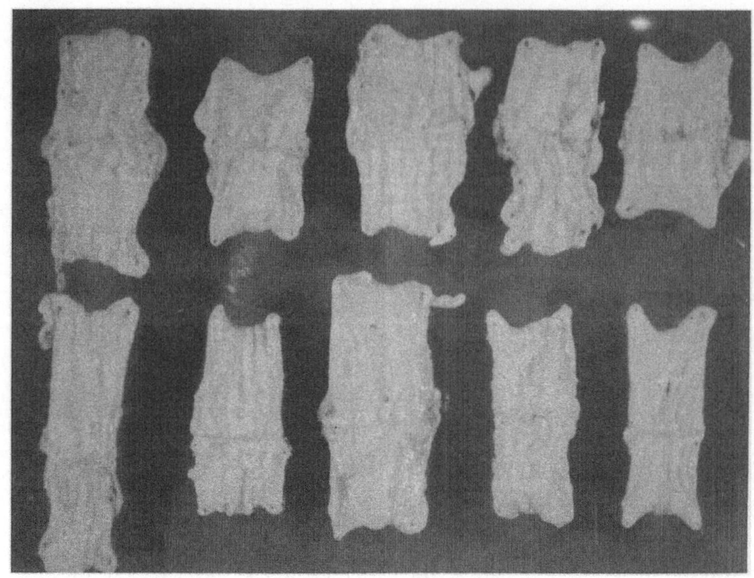

Abb. 30. C-Gruppe

P-Gruppe. Bei einem Tier liegt ein Abszeß direkt außen der Naht an, ohne daß eine Störung der Anastomosenheilung eintrat. Ein Tier hat deutlich eine Sekundärheilung der Naht (Abb. 31).

Adhäsionen
C-Gruppe.   Alle Anastomosen bedeckt von Fettgewebe
              3 Anastomosen zusätzlich durch Tube
              5 Anastomosen zusätzlich durch Zökum oder Dünndarmschlingen

P-Gruppe.   Alle Anastomosen gedeckt von Fettgewebe
              6 Anastomosen zusätzlich durch Tube
              5 Anastomosen zusätzlich durch Zökum
              2 Anastomosen zusätzlich durch Dünndarmschlinge

Abszeßbildung
5 Tiere der P-Gruppe hatten Bauchdeckenabszesse. Bei 6 Tieren fanden sich große intra-abdominelle multiple Abszesse entfernt von der Anastomose (Abb. 32).

Spätergebnisse
Auch nach 3 und 6 Monaten war die Anastomosenlinie makroskopisch noch leicht erkenn-bar. Die Anastomosen waren in beiden Gruppen auch zu diesen Zeitpunkten noch von Fettgewebe bedeckt.

Die Peritonitisgruppe hatte noch zarte Verwachsungen in der freien Bauchhöhle. Abszesse waren aber nicht mehr erkennbar.

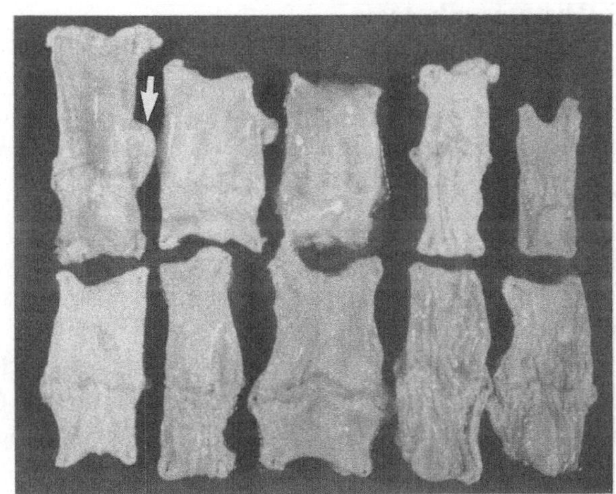

Abb. 31. P-Gruppe

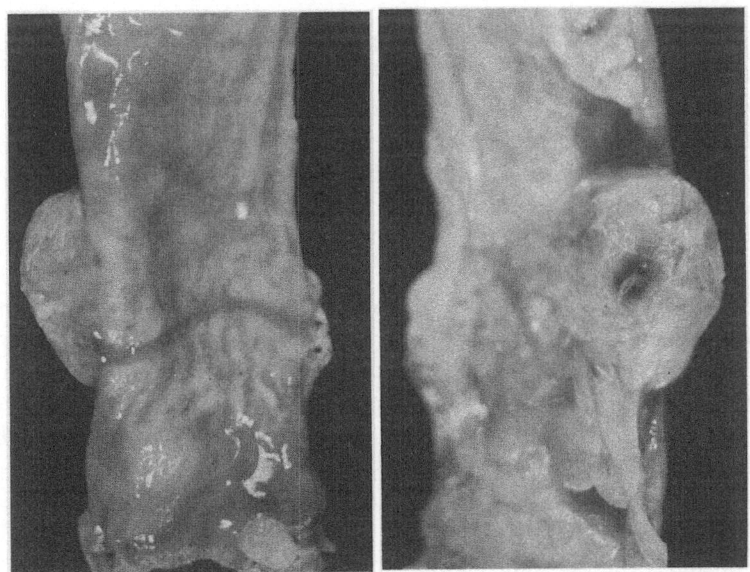

Abb. 32. Heilung der Anastomose trotz multipler intraperitonealer und lokaler Abszedierung

3 Histomorphologie

Der histologisch erfaßbare Verlauf der Wundheilung wird dargestellt an Einzelpräparaten, die für die jeweilige Gruppe an den verschiedenen Untersuchungstagen charakteristisch sind.

1. Tag postoperativ
Gruppe C. Im Anastomosenbereich findet sich ein spaltförmiger Defekt der Darmwand mit ausgeprägtem Ödem, besonders der Submukosa. Die mit Micropaque gefüllten arteriellen Gefäße sind weitgestellt. Im Defektbereich sind Fibrinausschwitzungen und schwache entzündliche Infiltrate, vorwiegend durch neutrophile Granulozyten, zu sehen. Im Schleimhautniveau zeigt sich eine beginnende Reepithelisierung des Defektgrundes. Auf der Außenseite ist der Defekt durch adhärentes Fettgewebe abgedeckt, das ebenfalls eine herdförmige Infiltration mit neutrophilen Granulozyten zeigt. Auch in der Umgebung der Nähte, die durch die optisch leeren Flächen im Bereich der Muscularis propria gekennzeichnet sind, findet sich ein geringgradig entzündliches Infiltrat.

Gruppe P. Der Anastomosenbereich zeigt eine große Nekrosezone, die alle Wandschichten umfaßt und auch das adhärente Fettgewebe mit einbezieht. In der Wand haben sich um verschlepptes Kotmaterial Abszesse mit dichten Infiltraten von neutrophilen Granulozyten ausgebildet. Weiter außen finden sich großherdige frische Einblutungen. Die Serosa des angrenzenden Darmabschnitts ist bedeckt mit Fibrin und Granulozyten als Zeichen einer eitrigen Peritonitits.

Vergleich
Entsprechend der stärkeren primären Traumatisierung und dem Kontakt mit infektiösem Stuhlmaterial sind bei der P-Gruppe größere Darmabschnitte von der Nekrose betroffen. Es finden sich häufiger Abszeßbildungen in der Darmwand und im umgebenden Fettgewebe. Diese Veränderungen werden in der C-Gruppe nur dann angetroffen, wenn aufgrund einer schlechten Adaptation zwischen den Nähten infektiöses Stuhlmaterial in die Wand eingedrungen ist (Abb. 33 und 34).

3. Tag postoperativ
C-Gruppe. Die Schleimhaut hat noch einen kleinen Restdefekt, der vom Rand her reepithelialisiert wird und Auflagerungen von Fibrin und Granulozyten zeigt. Im Randbereich der Nekrose finden sich Anzeichen beginnender Organisation mit Einwanderung von Makrophagen, Einsprossung von Gefäßen und Proliferation von Fibroblasten. Die umgebende Darmwand ist noch ödematös verbreitert und zeigt eine deutliche Hyperämie (Abb. 35 und 36).

P-Gruppe. Es besteht noch ein größerer Defekt mit eingeschlagener Schleimhaut. Auch hier zeigt sich von der Außenseite her eine beginnende halbkreisförmige Demarkation des Defekts. In diesem Bereich lassen sich auch in der P-Gruppe Einsprossungen von neugebildeten Kapillaren nachweisen (Abb. 37).

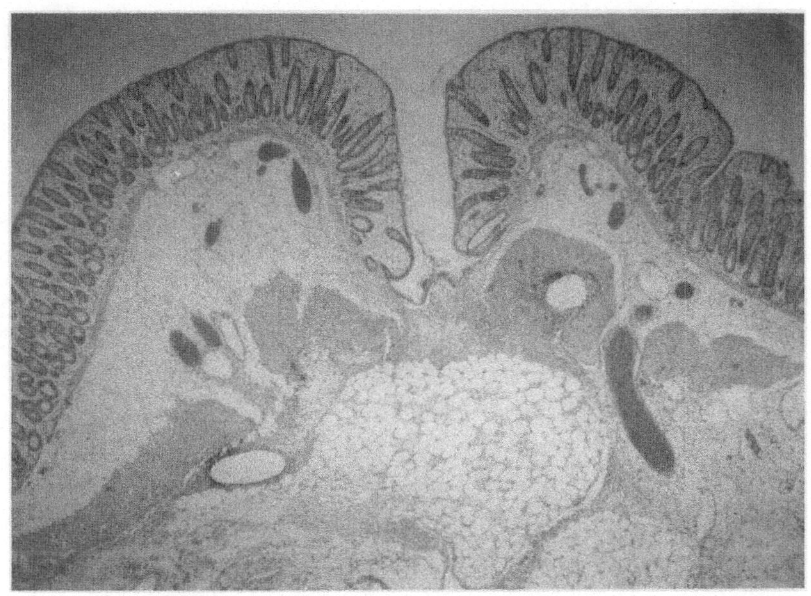

Abb. 33. C-Gruppe, 1. Tag. H.E. (x 30)

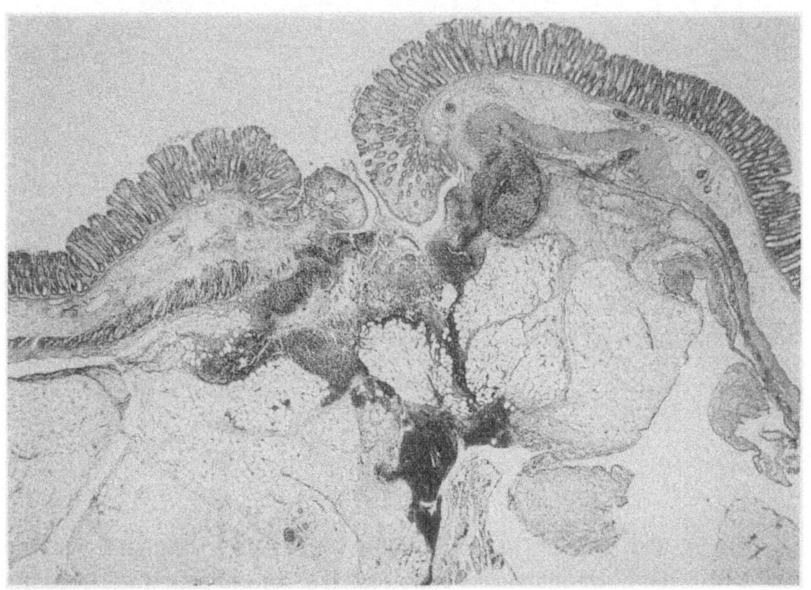

Abb. 34. P-Gruppe, 1. Tag. H.E. (x 18)

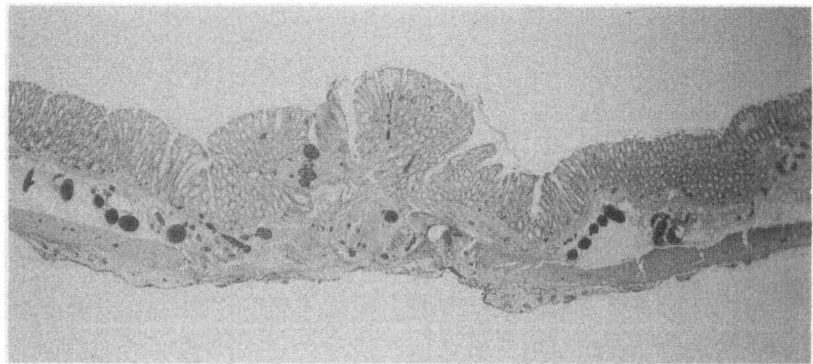

Abb. 35. C-Gruppe, 3. Tag. H.E. (x 18)

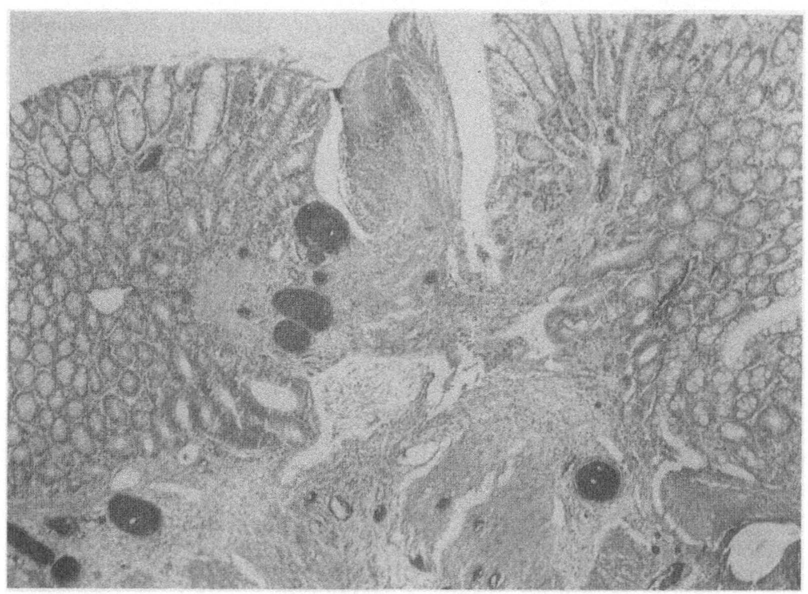

Abb. 36. C-Gruppe, 3. Tag. H.E. (x 30)

Vergleich
Auch am 3. Tag läßt sich in der P-Gruppe noch häufiger ein größerer Wanddefekt nachweisen, wobei die entzündlichen Veränderungen sowohl im Anastomosenbereich als auch in den angrenzenden Dickdarmabschnitten stärker ausgebildet sind.

5. Tag postoperativ
C-Gruppe. Die akut entzündliche Reaktion wird deutlich geringer. Die Defektzone ist durch Granulationsgewebe überbrückt. An der Oberfläche ist der Defekt reepithelialisiert, und es findet sich ein beginnender Schleimhautneuaufbau. Im Anastomosenbereich sind jetzt kon-

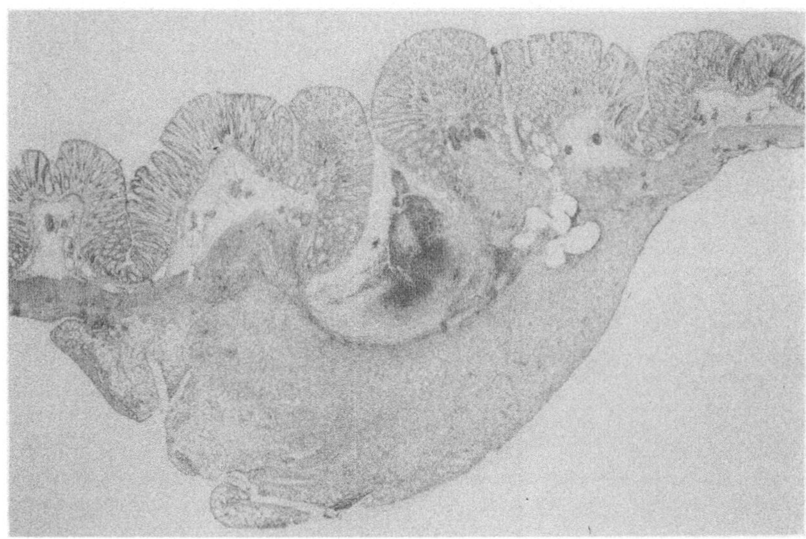

Abb. 37. P-Gruppe, 3. Tag. H.E. (x 18)

trastmittelgefüllte neugebildete Gefäße nachzuweisen. In der Faserfärbung ist eine beginnende Kollagenfaserbildung erkennbar (Abb. 38).

P-Gruppe. Auch hier findet sich eine vollständige granulationsgewebige Überbrückung des Wanddefekts in Höhe von Serosa und Muscularis propria bei kleiner Resterosion der Schleimhaut. Unter Vergrößerung erkennt man eine fast vollständige Reepithelialisierung des Wanddefekts. Die Auflagerungen von Fibrin und Granulozyten weisen jedoch auf noch offene Ulzera in der Umgebung hin. Die Wand ist noch deutlich hyperämisch und zeigt ein noch dichtes entzündliches Infiltrat, das sich auf größere Wandabschnitte ausgedehnt hat (Abb. 39 und 40).

Vergleich
Die befriedigenden Fortschritte in der Heilung, die die gesamte C-Gruppe kennzeichnen, sind erst bei einzelnen Tieren der P-Gruppe zu finden. Auch am 5. Tag werden hier noch häufiger offene Defekte mit entsprechender entzündlicher Reaktion angetroffen.

8. Tag postoperativ
C-Gruppe. Der Anastomosenbereich ist nur noch durch eine kleine Einkerbung in der Schleimhaut gekennzeichnet. Die Schnittränder haben sich angenähert. Hier ist ein jetzt faserreiches Granulationsgewebe anzutreffen, das durch die rot angefärbten Kollagenfasern gekennzeichnet ist. Die entzündliche Infiltration ist nur noch schwach (Abb. 41).

P-Gruppe. Die Defekte sind jetzt zur Oberfläche hin geschlossen. Die Schleimhaut zeigt einen Wiederaufbau, wobei das Muster der Drüsenschläuche jedoch unregelmäßig ist. In der Wand ist auch hier eine größere kollagenfaserreiche Narbenzone ausgebildet, wobei

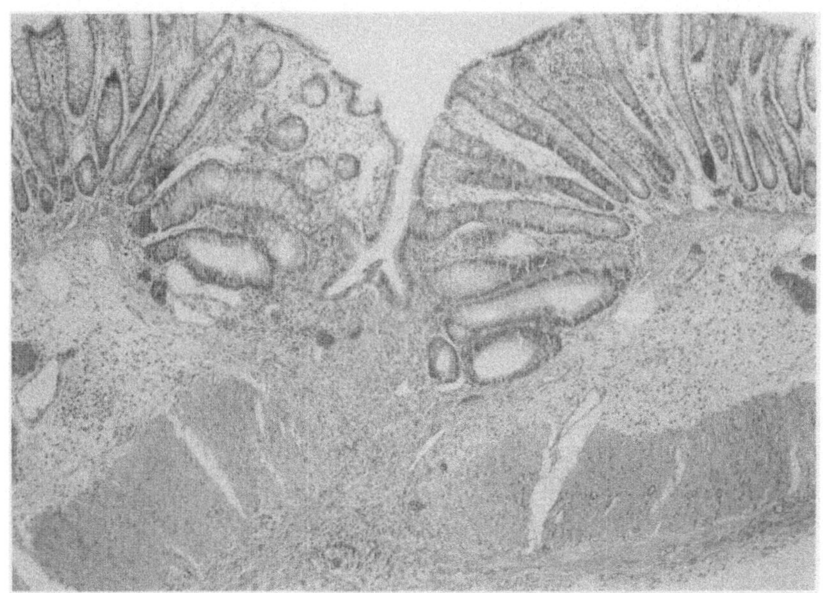

Abb. 38. C-Gruppe, 5. Tag. H.E. (x 30)

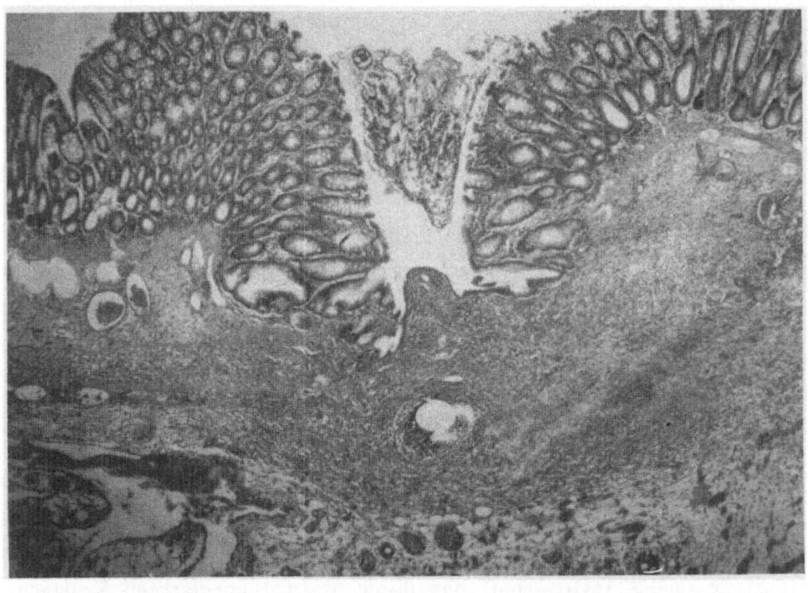

Abb. 39. P-Gruppe, 5. Tag. H.E. (x 30)

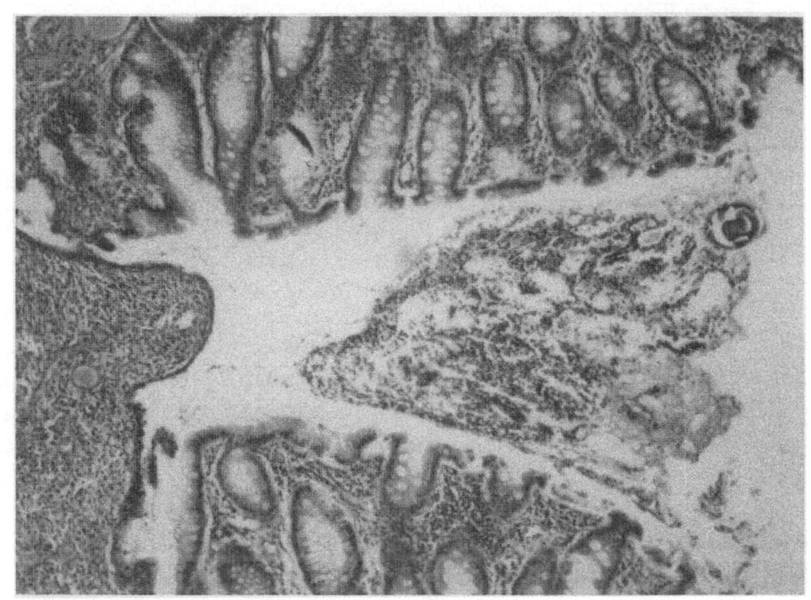

Abb. 40. P-Gruppe, 5. Tag. H.E. (x 75)

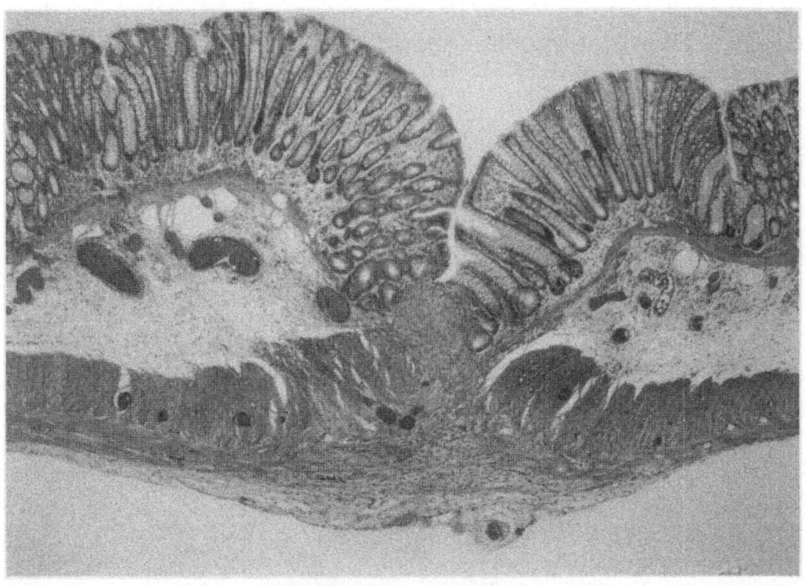

Abb. 41. C-Gruppe, 8. Tag. Van Gieson (x 30)

50

das entzündliche Ödem und die entzündliche Infiltration doch noch deutlich vorhanden
sind (Abb. 42).

Vergleich
Auch am 8. Tag werden in der P-Gruppe noch häufiger offene Wanddefekt angetroffen,
wobei der Heilungsfortschritt sich in der P-Gruppe dem der C-Gruppe annähert. Entsprechend dem primär größeren Defekt der Darmwand sind in der P-Gruppe die Narbenzonen
größer.

14. Tag postoperativ
C-Gruppe. Der Schleimhautneuaufbau ist weitgehend abgeschlossen. Die Abgrenzung der
Schleimhaut gegenüber den tieferen Wandschichten ist scharf und fast durchgängig. Das
Ödem der Submukosa und die entzündliche Infiltration ist weitgehend zurückgegangen. In
der Submukosa und den tieferen Wandschichten ist die kollagenfaserrreiche Bindegewebe-
narbe klein (Abb. 43).

P-Gruppe. Auch hier ist der Schleimhautneuaufbau weitgehend abgeschlossen. Die Schleim-
hautbegrenzung ist scharf. Es besteht jedoch noch ein deutliches Ödem der Darmwand mit
Hyperämie der kontrastmittelgefüllten Gefäße. Insbesondere im adhärenten Fettgewebe
ist noch eine deutlich chronisch-entzündliche Aktivität nachzuweisen (Abb. 44 und 45).

Vergleich
Im Vergleich zwischen C- und P-Gruppe lassen sich, abgesehen von der Größe der Narbe,
zunehmend.weniger Unterschiede zwischen den beiden Gruppen erfassen.

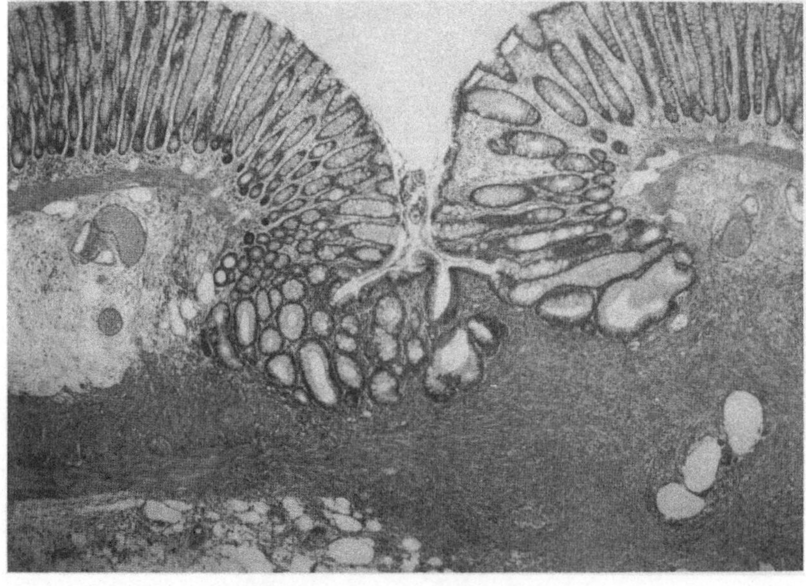

Abb. 42. P-Gruppe, 8. Tag. Van Gieson (x 30)

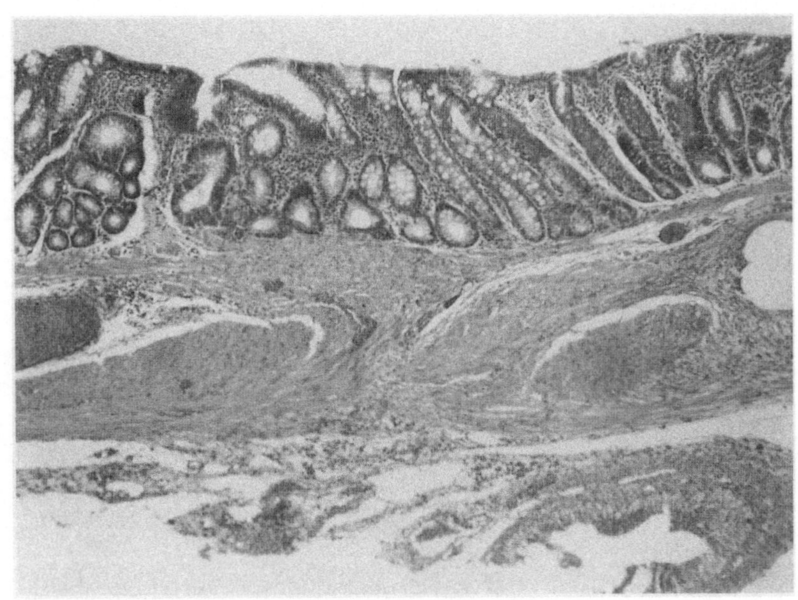

Abb. 43. C-Gruppe, 14. Tag. Van Gieson (x 30)

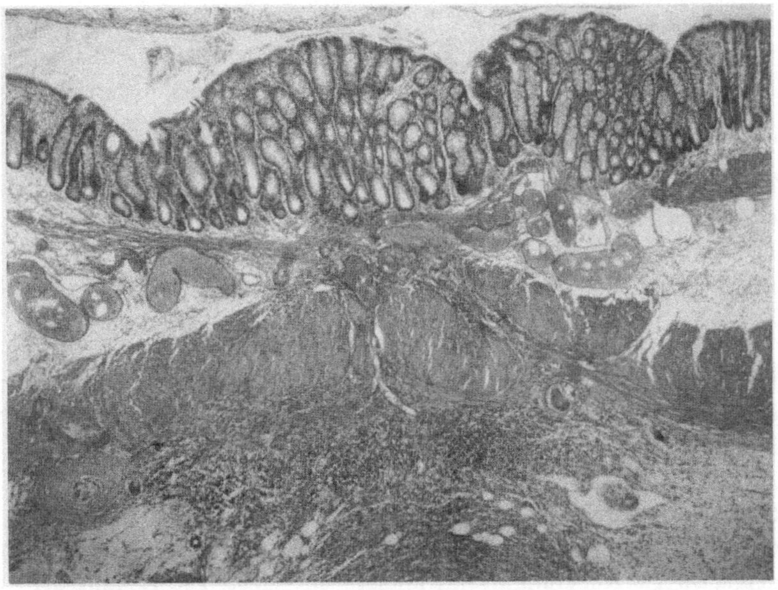

Abb. 44. P-Gruppe, 14. Tag. Van Gieson (x 30)

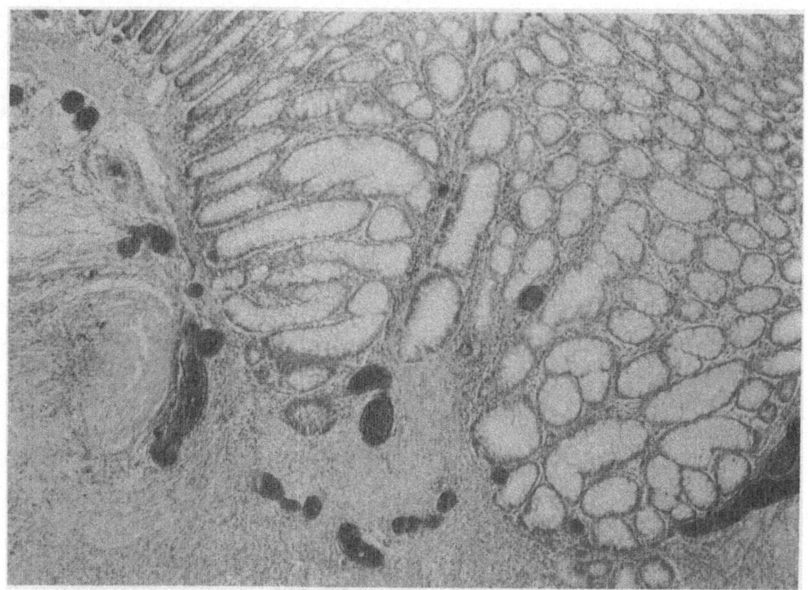

Abb. 45. Ausschnitt der gleichen Anastomose wie Abb. 44. H.E. (x 75)

21. Tag postoperativ
C-Gruppe. Die Schleimhaut ist glatt durchgängig. Der Anastomosenbereich ist durch eine kleine kollagenfaserige Narbe in der Submukosa und in der Muscularis propria gekennzeichnet. Eine entzündliche Aktivität läßt sich nicht mehr nachweisen (Abb. 46).

P-Gruppe. Die Schleimhaut zeigt jetzt einen regelmäßigen durchgängigen Aufbau. Bis auf ein schwaches lymphoplasmazelluläres Infiltrat in der Serosa, ist eine entzündliche Aktivität nicht mehr vorhanden. Auch hier ist die Anastomose durch ein unregelmäßig aufgebautes Narbengewebe mit Abbruch der Muskelschicht gekennzeichnet (Abb. 47).

Vergleich
Die Wiederherstellung der Kontinuität der Dickdarmwand ist in beiden Gruppen vollständig abgeschlossen. Nach dem histologischen Bild läßt sich ein Rückstand der P-Gruppe in der Heilung nicht mehr nachweisen.

6 Monate postoperativ
C-Gruppe. Gegenüber dem 21. postoperativen Tag findet sich nach 6 Monaten keine nennenswerte Änderung des histologischen Bildes. Die Heilung der Anastomose ist abgeschlossen und zeigt als Restzustand eine unregelmäßige herdförmige Fibrose der Wand (Abb. 48).

P-Gruppe. Auch hier findet sich ein stationärer Zustand mit umschriebener Wandfibrose. Eine nennenswerte entzündliche Aktivität ist nicht vorhanden (Abb. 49).

Vergleich

Nach dem histologischen Bild läßt sich bis auf die größere Fibrose der P-Gruppe im Heilungszustand der beiden Gruppen kein Unterschied erkennen.

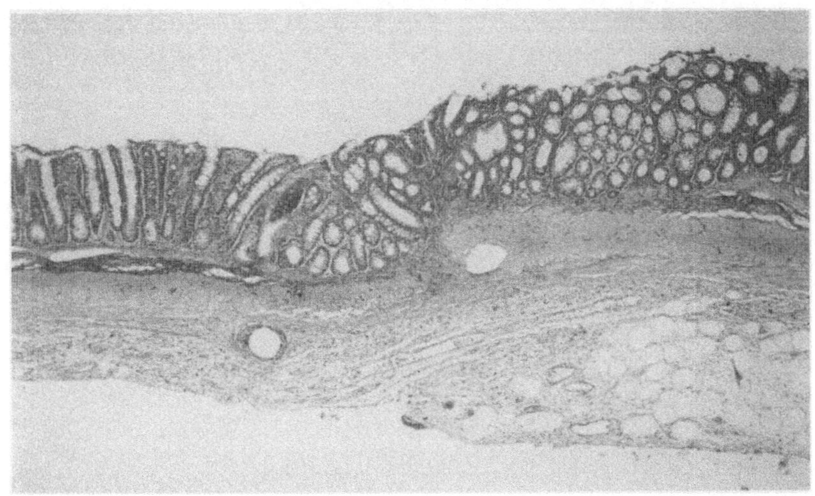

Abb. 46. C-Gruppe, 21. Tag. H.E. (x 30)

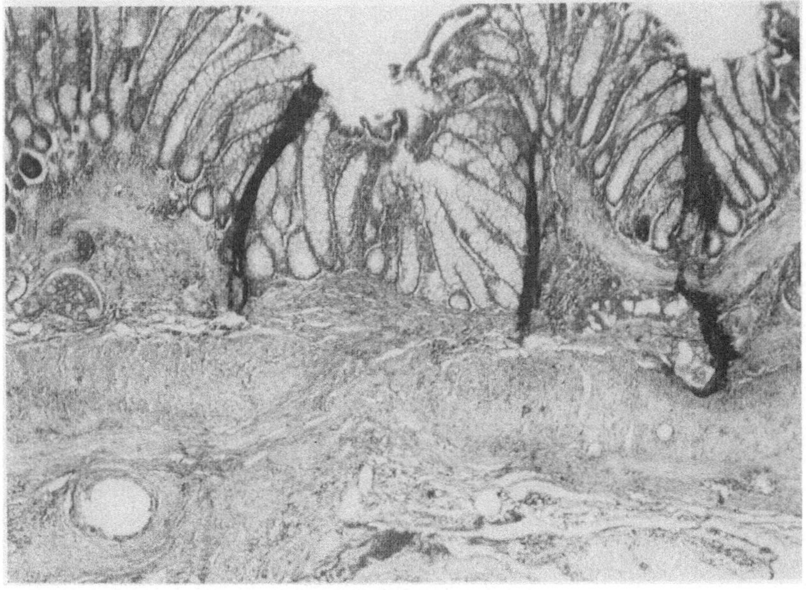

Abb. 47. P-Gruppe, 21. Tag. H.E. (x 48)

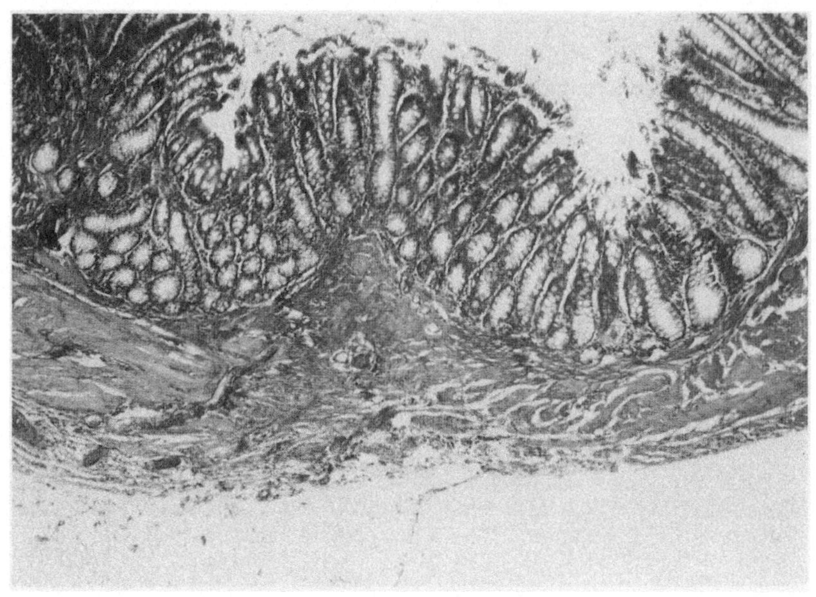

Abb. 48. C-Gruppe, 6 Monate. Van Gieson (x 30)

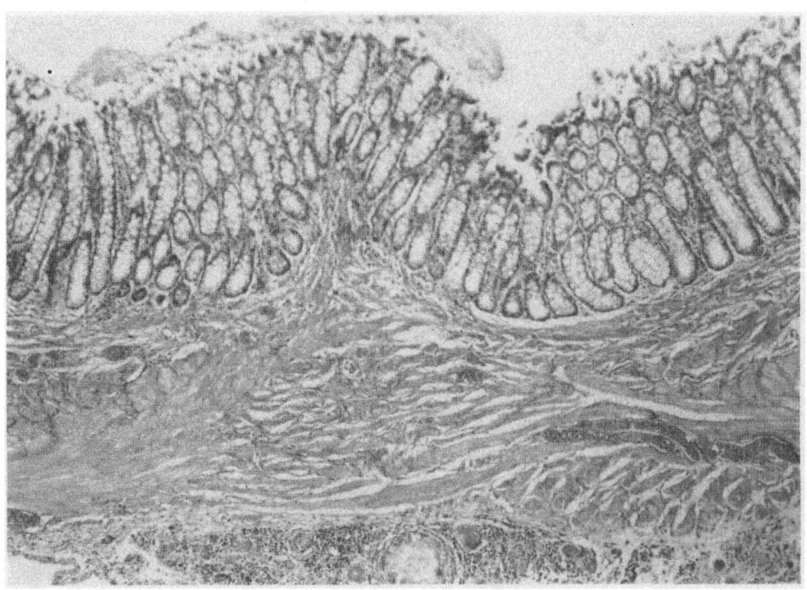

Abb. 49. P-Gruppe, 6 Monate. Van Gieson (x 30)

4 Mikroangioradiographie

Diese Art der Gefäßdarstellung wurde an gut durchbluteten Organen wie Leber, Niere, Milz und Lunge überprüft. Sichtbar waren arterielle Gefäße bis 5 μ Durchmesser (Abb. 50).

Voraussetzung für die Beurteilung der Gefäßneubildung nach Verletzung und Anastomosierung war die Kenntnis der Gefäßarchitektonik des unverletzten Darms.

1. Tag postoperativ
Übersicht über die gesamte Anastomosenlinie. Die durchschnittenen Gefäße der beiden Darmränder sind durch die Naht in engen räumlichen Kontakt gebracht. Die anastomosennahe arterielle Strombahn ist gegenüber der entfernter Abschnitte deutlich dilatiert. Diese Gefäßerweiterung ist offenbar der morphologische Ausdruck einer erhöhten Blutzufuhr zum Schadensort. Kontrastmittelextravasate markieren die Gefäßschnittränder. Schon nach 24 h überbrücken Kapillaren an allerdings nur wenigen Stellen den Anastomosenspalt.

Längsschnitt und Ausschnittaufnahmen nach mikroskopischer Vergrößerung. Sicher beweisbar wird diese erstaunlich früh beginnende Gefäßproliferation in den Längsschnitten und den unter dem Mikroskop 64- bis 160fach vergrößerten Ausschnitten. Die Revaskularisation beginnt in der Submukosa, in der die Gefäße zielsicher aufeinander zuwachsen. Schleimhaut- und Seromuskularis sind hingegen noch avaskulär.

Da Kontrastmittelextravasate die Schnittstelle der Anastomosenrandgefäße markieren, kann der Proliferationsweg neugebildeter kleinster Kapillaren innerhalb der ersten 24 h nach der Naht bestimmt werden.

Vergleich
Bei Durchsicht aller Mikroangiographien beider Gruppen sind an diesem Tag keine Unterschiede im Gefäßbild feststellbar.

3. Tag postoperativ
Übersicht. Die Anastomosenlinie bleibt schmal. Kontrastmittelextravasate an den Schnittstellen sind noch häufig. Eine größere Anzahl von feinen Gefäßen hat über den Spalt hinweg Kontakt gefunden.

Längsschnitt und mikroskopische Detailaufnahmen. Weiterhin erhebliche Erweiterung und korkenzieherartige Schlängelung des submukösen Gefäßsystems anastomosennahe. Überbrückung des Anastomosenspaltes durch Gefäße mit deutlich geringerem Kaliber. Schleimhautgefäße in der Anastomosenlinie sind nur selten dargestellt.

Vergleich
Insgesamt erscheint der Anastomosenspalt in der Peritonititsgruppe breiter. Etwas seltener sind in der P-Gruppe durchgehende Gefäße mit Kontrastmittel gefüllt.

Die Abb. 53 und 54 zeigen die Übersicht, den Längsschnitt und die mikroskopische Vergrößerung des Längsschnittes (C x 130, P x 64).

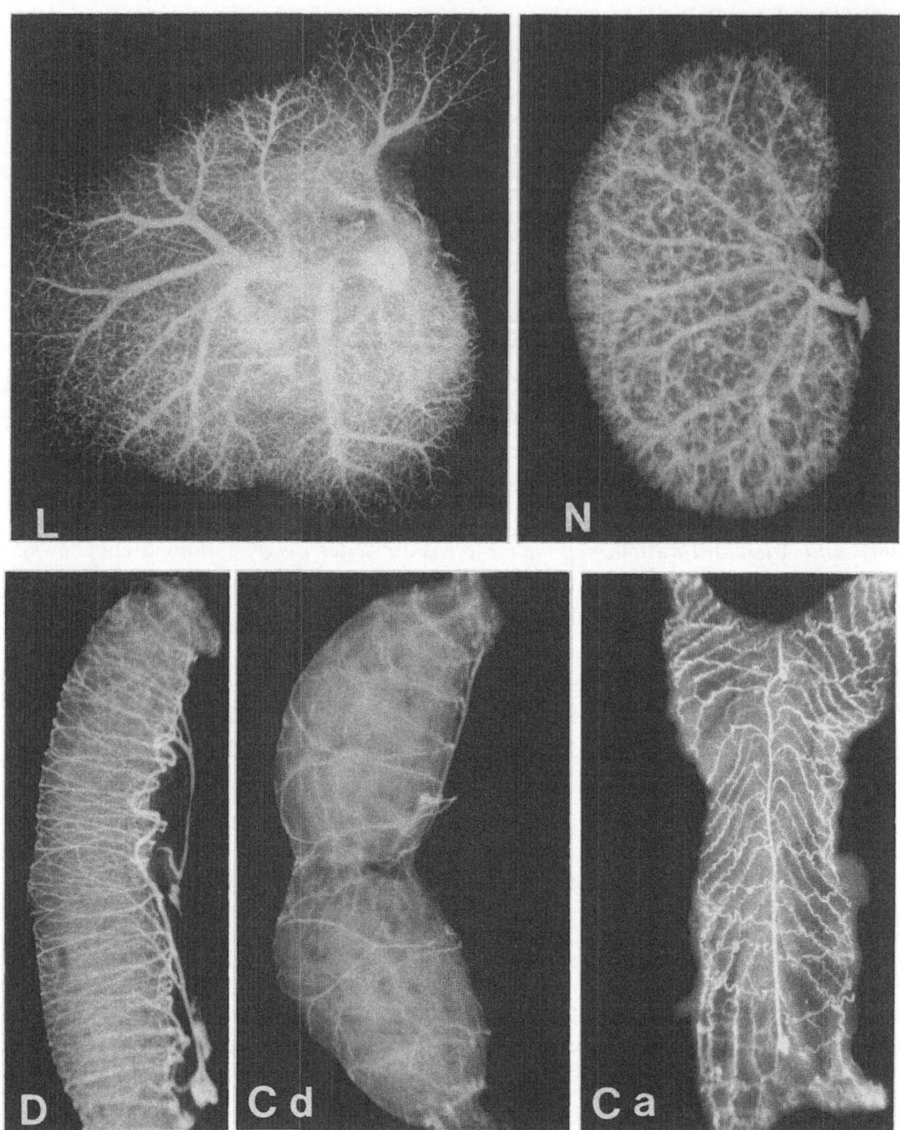

Abb. 50. Die Dünndarmwand ist wesentlich besser durchblutet als die des linksseitigen Kolons. *L* Leber; *N* Niere; *D* Dünndarm; *Cd* Colon descendens, kotgefüllt; *Ca* Colon ascendens

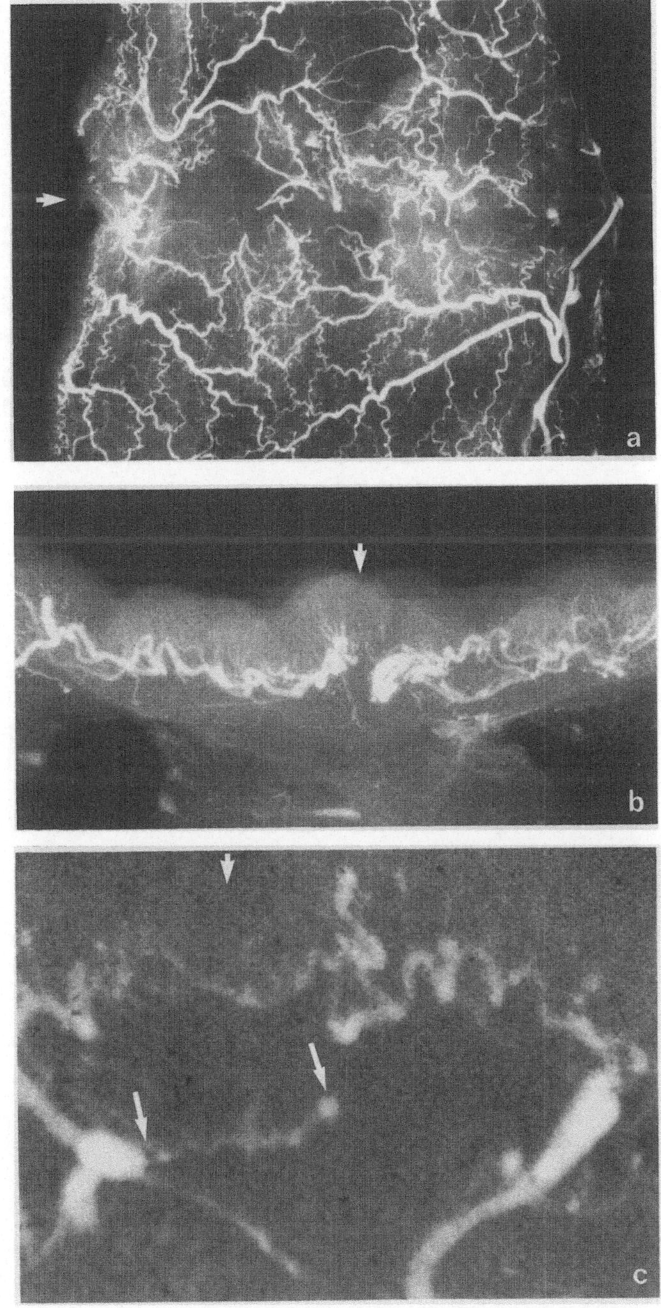

Abb. 51a–c. C-Gruppe, 1. Tag. Markierung der Anastomose mit *kleinem Pfeil.* a Übersicht der gesamten Anastomosenlinie (x 5), b Längsschnitt der Anastomose (x 10), c mikroskopischer Ausschnitt des Längsschnitts (x 160). *Große Pfeile:* Gefäßproliferation in den ersten 24 h

58

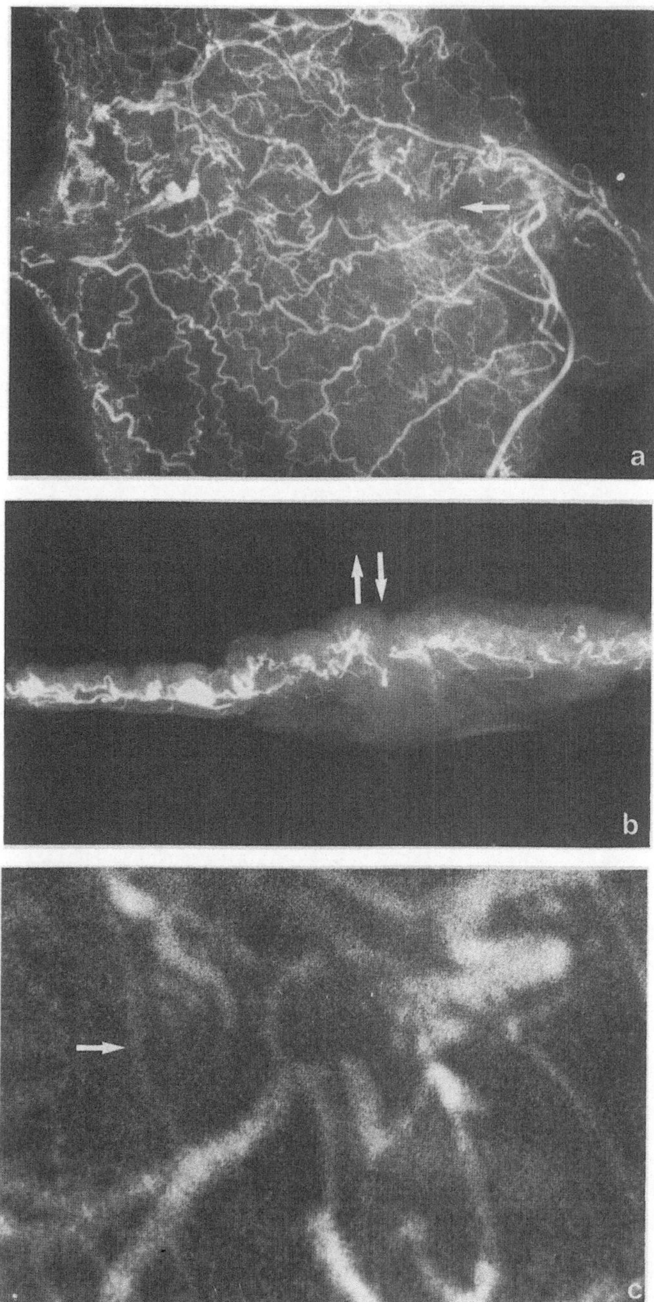

Abb. 52a–c. P-Gruppe, 1. Tag. **a** Übersicht (x 5), **b** Längsschnitt (x 10), **c** mikroskopischer Ausschnitt der Übersicht (x 130)

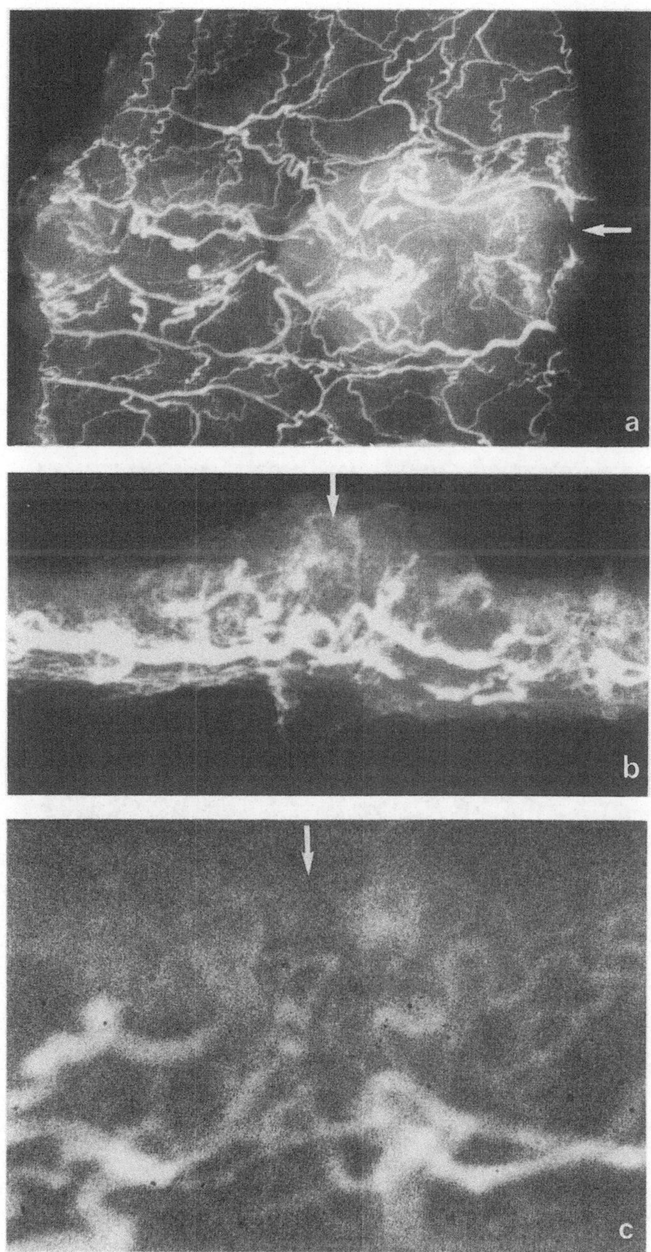

Abb. 53a—c. C-Gruppe, 3. Tag

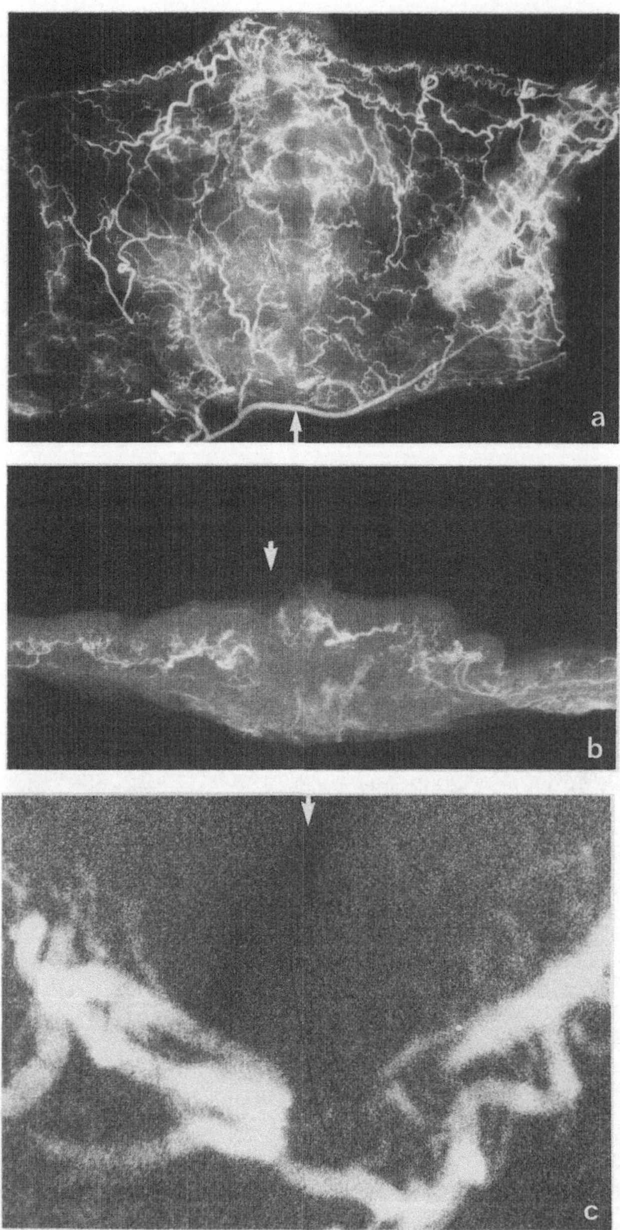

Abb. 54a–c. P-Gruppe, 3. Tag

5. Tag postoperativ
Übersicht. Der Anastomosenspalt wird auffallend weit. Kreuzende Gefäße sind nur an wenigen Stellen dargestellt. Die unmittelbare Randzone bleibt dagegen gut vaskularisiert. Von der Weichteilstruktur her würde man ein ausgeprägtes Ödem in der Anastomosenzone vermuten.

Längsschnitt, mikroskopischer Ausschnitt. Die meisten Längsschnitte zeigen einen breiten, gefäßlosen Saum zwischen den Darmenden. Erst unter mikroskopischer Vergrößerung findet man an wenigen Präparaten nahtüberbrückende Gefäße.

Vergleich
In beiden Gruppen ist an diesem Tag die Vaskularisation der Anastomose schlecht oder zumindest schlecht sichtbar gemacht. In der Peritonitisgruppe ist der gefäßarme Anastomosenspalt breiter als in der Kontrollgruppe. Möglicherweise komprimiert das histologisch zu diesem Zeitpunkt erkennbare Granulationsgewebe in der Anastomose die noch zarten, dünnwandigen neuen Gefäße.

Die Abb. 55 und 56 zeigen Übersicht, Längsschnitt und mikroskopische Vergrößerung der Anastomosenlinie im Längsschnitt (x 64).

8. Tag postoperativ
Übersicht. An vielen Stellen sind durchgehende Gefäße sichtbar. Das „Ödem" in der Anastomosenlinie scheint sich zurückgebildet zu haben.

Längsschnitt und mikroskopischer Ausschnitt. Die submukösen Gefäße haben in allen Präparaten den Anschluß über die Nahtlinie hergestellt. Neue Gefäße sprossen in die Schleimhaut zu beiden Seiten des Anastomosenspalts ein.

Vergleich
Insgesamt ist auch in der Peritonitisgruppe der vaskuläre Durchbau gut. Er kommt sehr nahe an den der Kontrollgruppe heran.

Die Abb. 57 und 58 zeigen Übersicht, Längsschnitt und mikroskopische Vergrößerung der Anstomosenlinie im Längsschnitt (x 130).

14. Tag postoperativ
Übersicht. Die Anastomosenlinie ist schmal, aber noch erkennbar. Jeder Abschnitt ist von Gefäßen überbrückt, deren Kaliber aber geringer ist als das der Ursprungsgefäße.

Längsschnitt und mikroskopischer Ausschnitt. Zunahme der Schleimhautdurchblutung aus den submukösen Gefäßen.

Vergleich
Keine Unterschiede in beiden Gruppen.

Die Abb. 59 und 60 zeigen Übersicht, Längsschnitt und mikroskopische Vergrößerung der Anastomosenlinie im Längsschnitt (C x 130, P x 160).

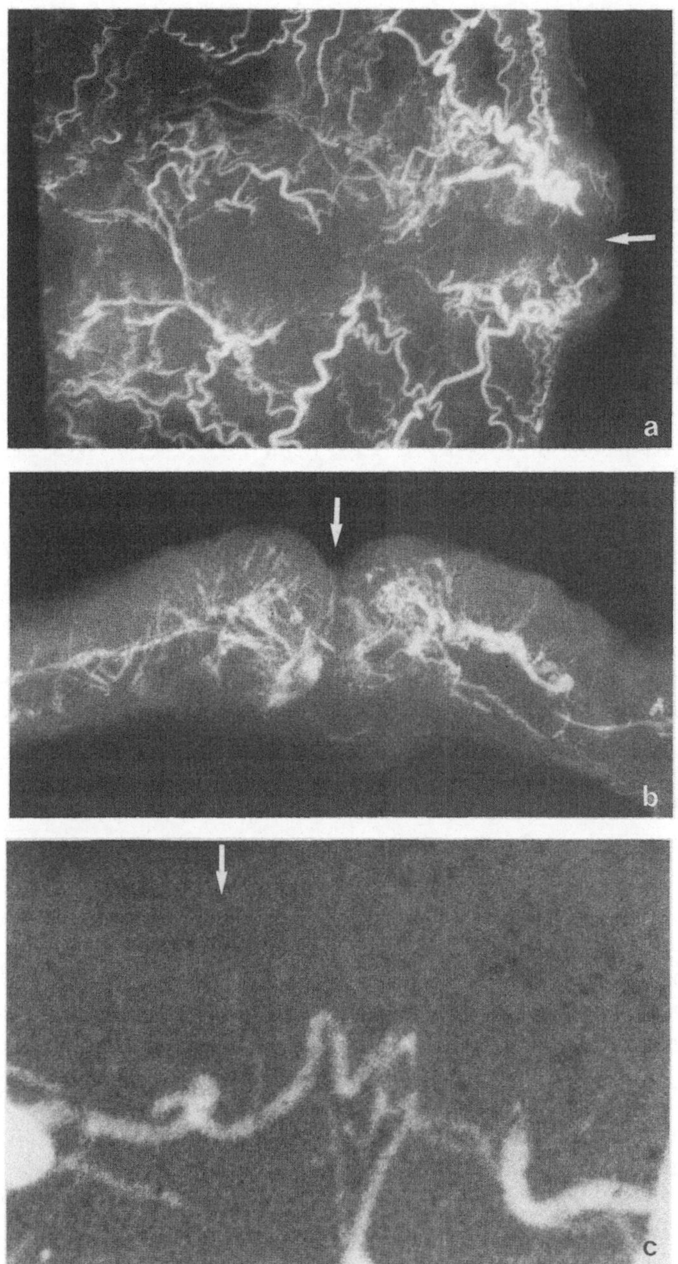

Abb. 55a–c. C-Gruppe, 5. Tag

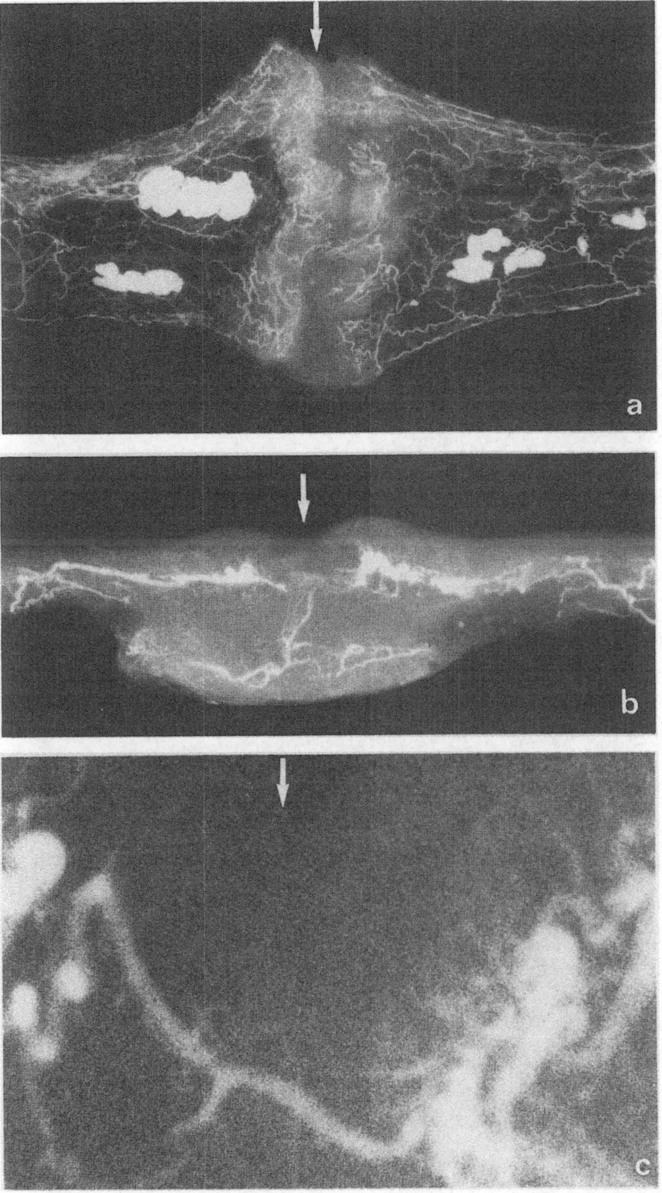

Abb. 56a–c. P-Gruppe, 5. Tag

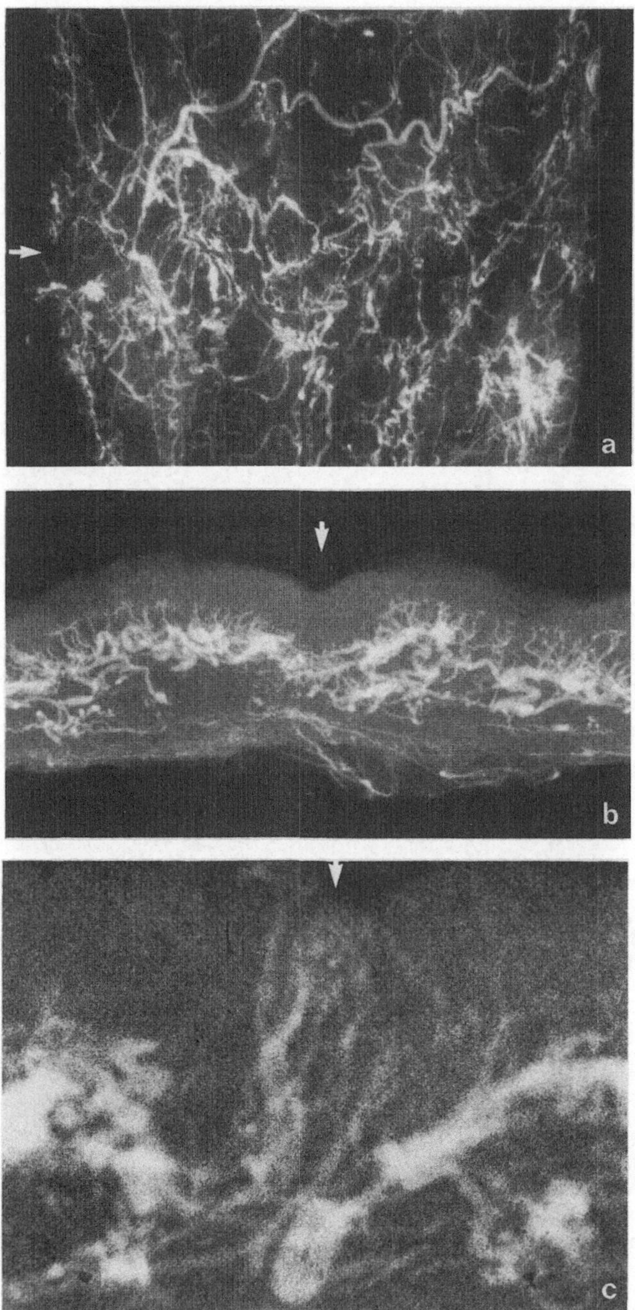

Abb. 57a–c. C-Gruppe, 8. Tag

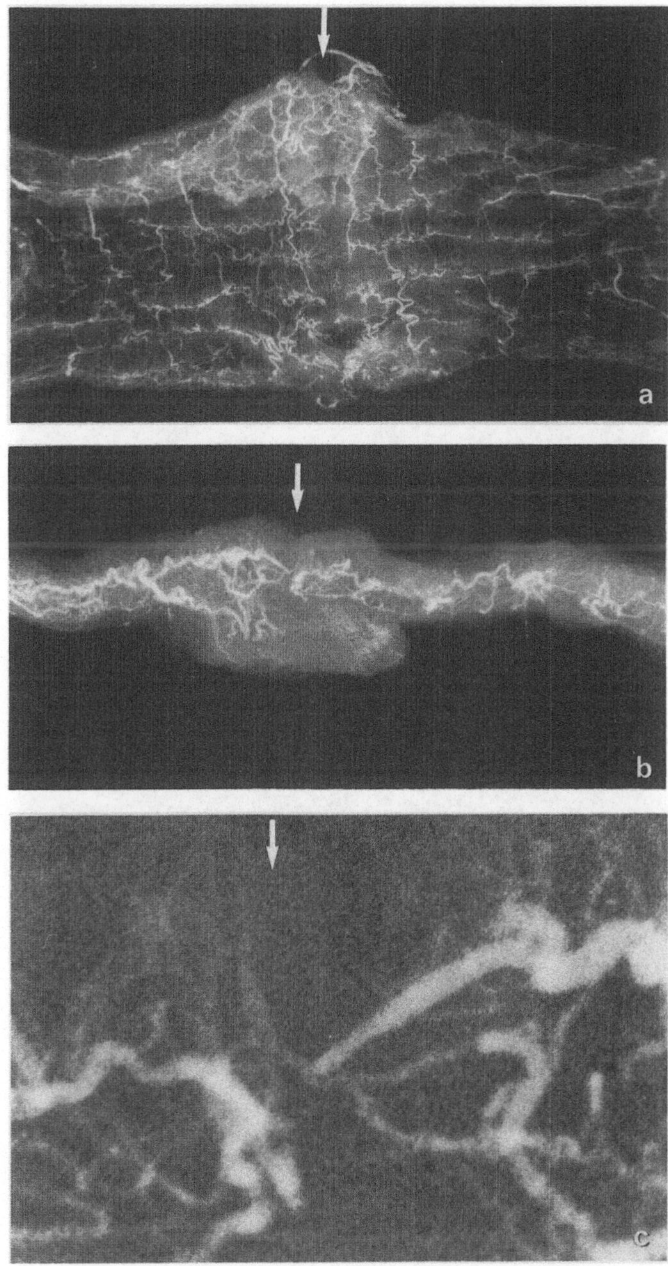

Abb. **58a**–c. P-Gruppe, 8. Tag

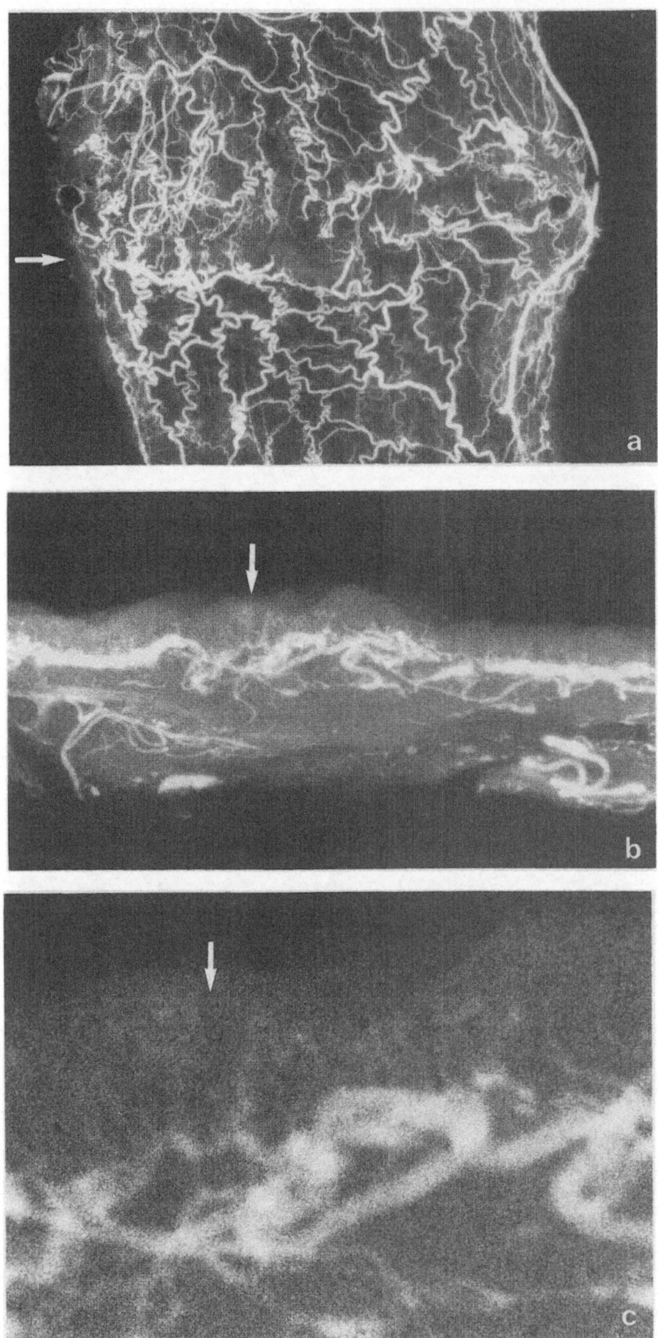

Abb. 59a–c. C-Gruppe, 14. Tag

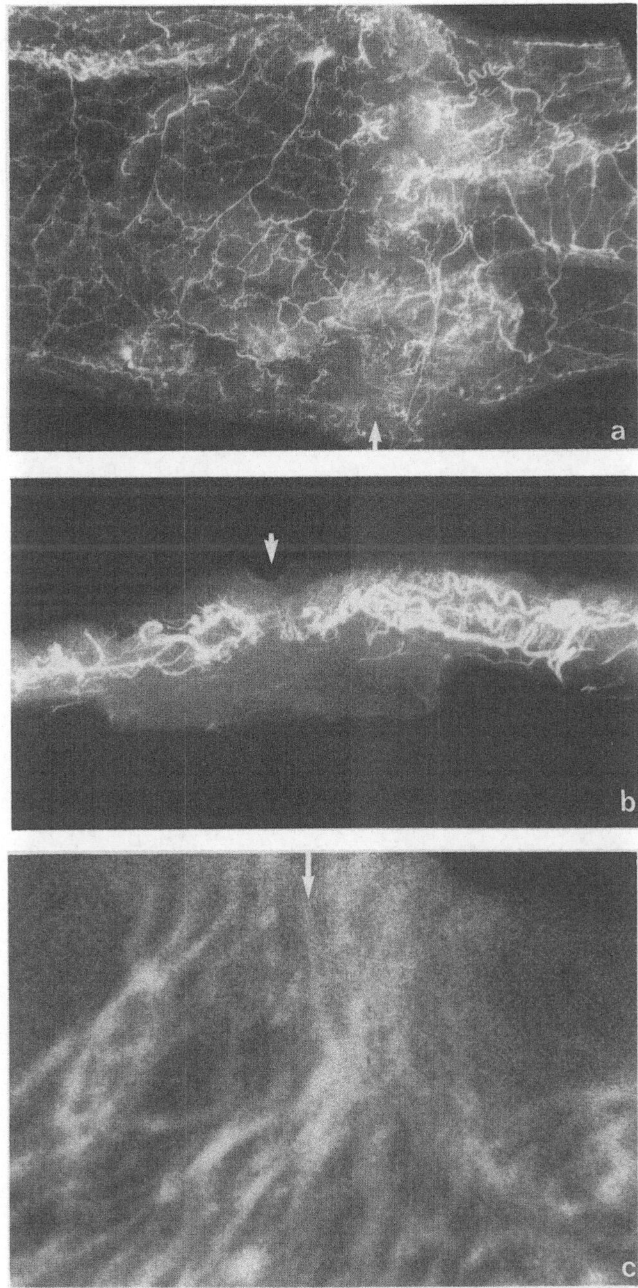

Abb. 60a–c. P-Gruppe, 14. Tag

68

21. Tag postoperativ
Übersicht. Die Anastomosenlinie hebt sich von den entfernten Abschnitten durch eine über-
schießende, aber ungeordnete Vaskularisation ab.

Längsschnitt und mikroskopischer Ausschnitt. Hervorstechend sind die neugebildeten
langen Schleimhautgefäße in der Nahtlinie, was für eine Wiederherstellung der Mukosa
spricht.

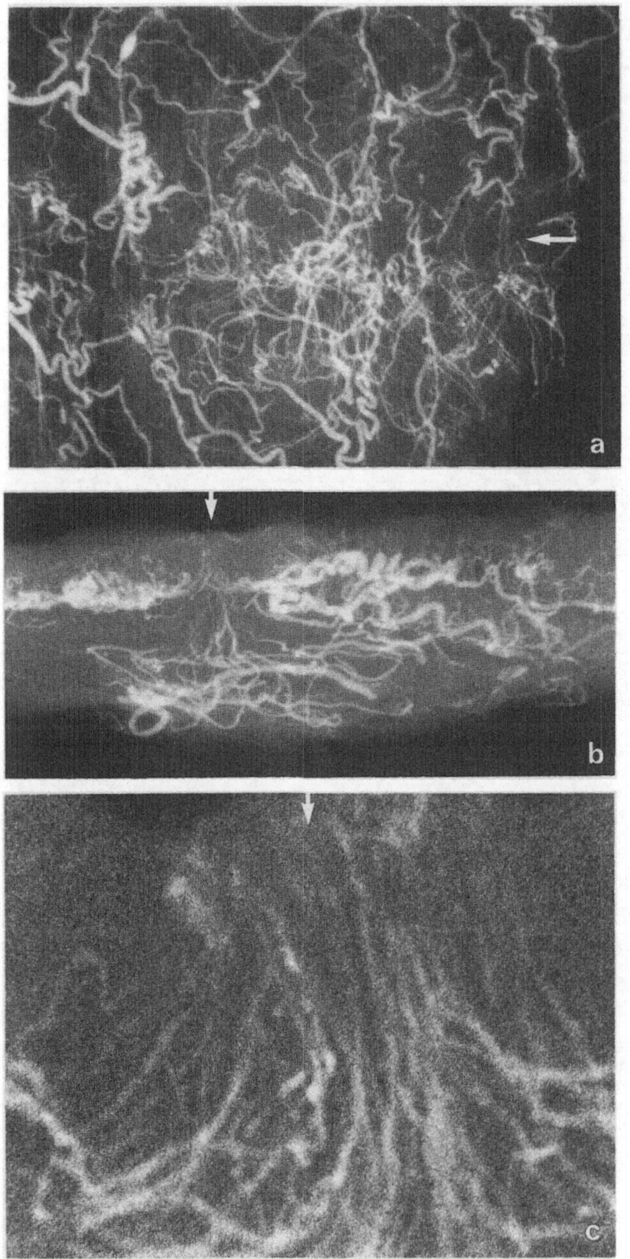

Abb. 61a–c. C-Gruppe,
21. Tag

Vergleich

Keine Unterschiede beider Gruppen.

Die Abb. 61 und 62 zeigen Übersicht, Längsschnitt und mikroskopischen Ausschnitt der Mukosa (x 160) im Längsschnitt.

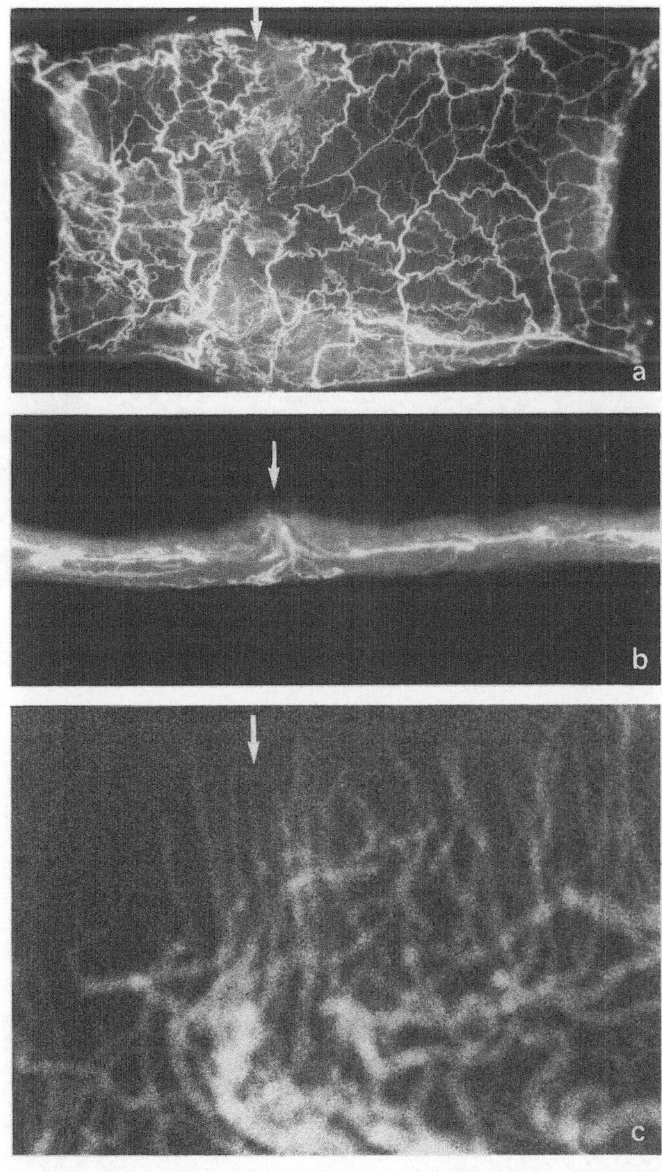

Abb. 62a–c. P-Gruppe, 21. Tag

6 Monate postoperativ
Übersicht. Die folgenden Abbildungen zeigen das schlechteste und das beste mikroangiographische Gefäßbild von 5 Tieren der Peritonitisgruppe in der Übersicht. Auch nach 6 Monaten ist die normale Gefäßstruktur nicht wieder hergestellt. Es verbleibt auch angiographisch eine „Narbe" (Abb. 63 und 64).

Die Mikroangiogramme der Kontrollgruppe zeigten das gleiche.

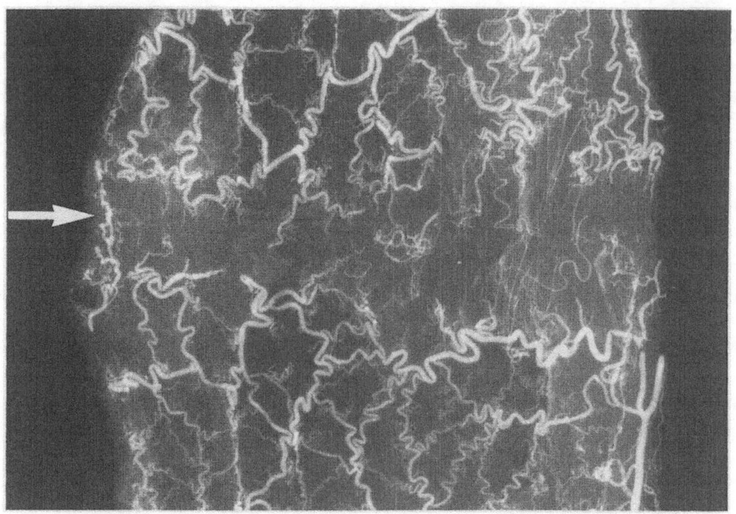

Abb. 63. P-Gruppe, 6 Monate

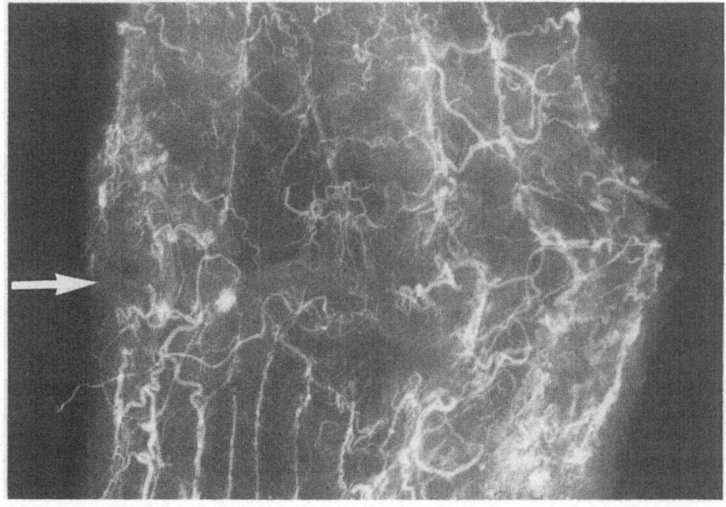

Abb. 64. P-Gruppe, 6 Monate

5 Röntgenkontrastdarstellung der Anstomosen

5.1 Radiologischer Aspekt der Anastomosen

1. Tag postoperativ. In beiden Gruppen konzentrische, an einen Spasmus erinnernde Einengung der Anastomose, die auch ohne Markierung durch Metallclips leicht zu lokalisieren wäre. Die Weite der Anastomose ist aber groß genug, um die voluminösen Kotballen schon am 1. Tag passieren zu lassen. Bei allen Tieren jeder Gruppe keine Dilatation des proximal der Anastomose gelegenen Dickdarmabschnitts, keine Kontrastmittelextravasate.

3. Tag postoperativ. In der C-Gruppe bei den meisten Tieren verbleibende Engstellung der Anastomose im Vergleich zu den deutlich weiteren Anastomosen der P-Gruppe. In beiden Gruppen keine proximale Dilatation und keine Kontrastmittelextravasate.

5. Tag postoperativ. In beiden Gruppen ist die Anastomosenlinie noch gut sichtbar. Die nahtbedingte Stenosierung erscheint gering und wirkt sich funktionell nicht negativ aus.

Ein Tier der P-Gruppe, bei dem schon makroskopisch die fast vollständige Wandnekrose gefunden wurde, zeigte im Kontrasteinlauf eine Unterbrechung der Wand, aber keinen Kontrastmittelausfluß infolge praller Kotfüllung des abgedeckten Wanddefekts.

8. Tag postoperativ. Insgesamt sind in beiden Gruppen die Anastomosen radiologisch kaum mehr erkennbar. Es gab weder eine Kontrastmittelextravasation noch eine proximale Dilatation.

14. Tag postoperativ. Auch nach 2 Wochen nur minimale, nahtbedingte Einengung. In den Vergleichsgruppen sind keine Unterschiede feststellbar. Kontrastmittelaustritte waren in keinem Fall dargestellt.

21. Tag postoperativ. Alle Anastomosen sind glatt begrenzt und bleiben weit. Eine Tendenz zu einer narbigen Schrumpfung, wie sie in der Peritonitisgruppe zu befürchten waren, kam in keiner der 10 Anastomosen zur Darstellung.

90. und 180. Tag postoperativ. Auch nach 3 und 6 Monaten sahen die Anastomosen beider Gruppen gleich aus. Spätstenosen der Nahtlinie mit Behinderung der Passage waren nicht festzustellen.

Die nachfolgenden Röntgenaufnahmen zeigen den charakteristischen radiologischen Aspekt für die jeweilige Gruppe an den einzelnen Untersuchungstagen (Abb. 65–80).

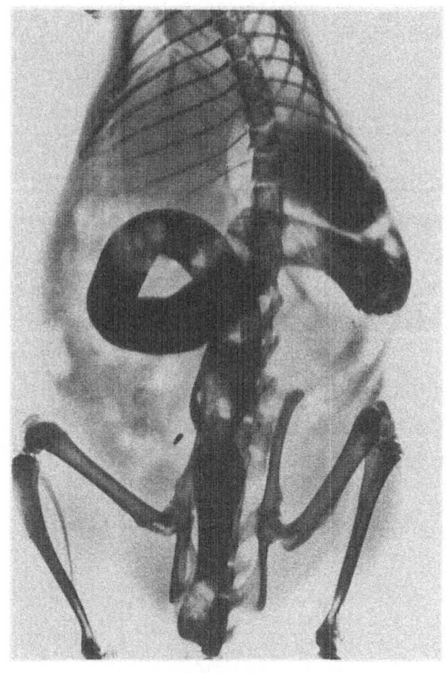

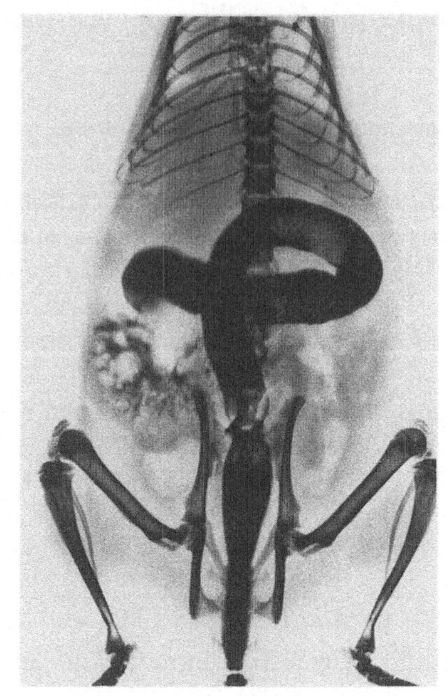

Abb. 65. C-Gruppe, 1. Tag

Abb. 66. P-Gruppe, 1. Tag

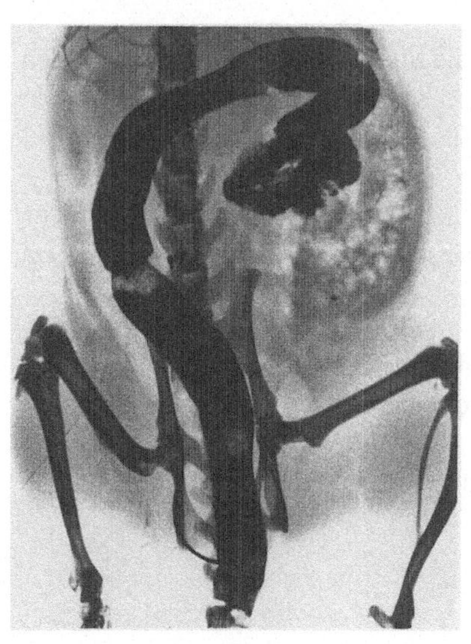

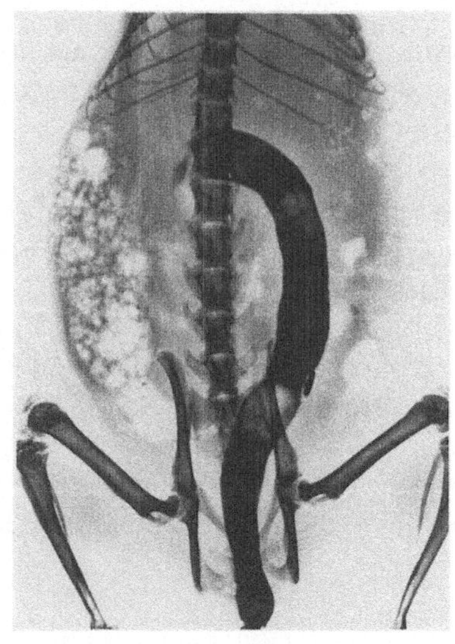

Abb. 67. C-Gruppe, 3. Tag

Abb. 68. P-Gruppe, 3. Tag

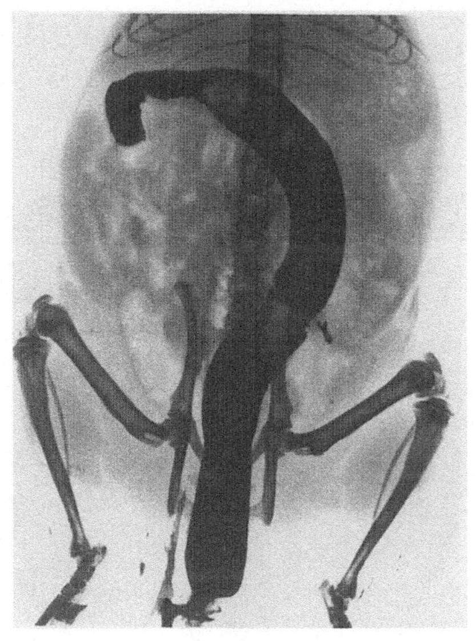

Abb. 69. C-Gruppe, 5. Tag

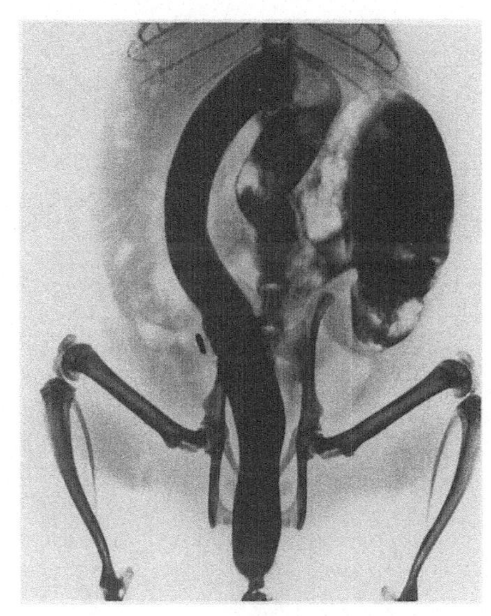

Abb. 70. P-Gruppe, 5. Tag

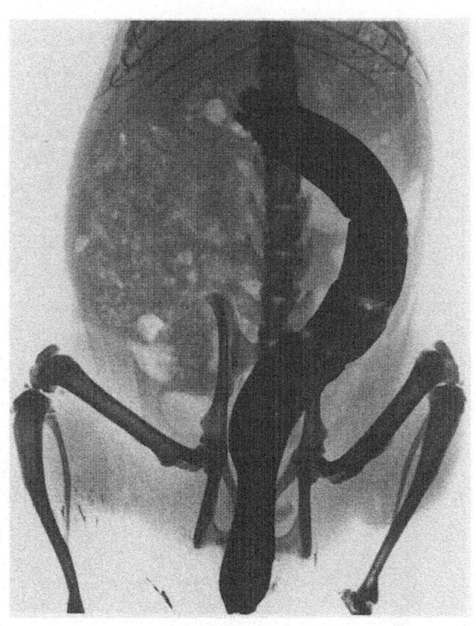

Abb. 71. C-Gruppe, 8. Tag

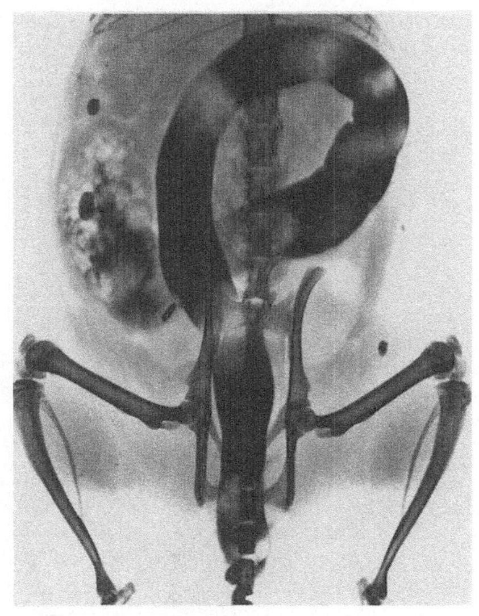

Abb. 72. P-Gruppe, 8. Tag

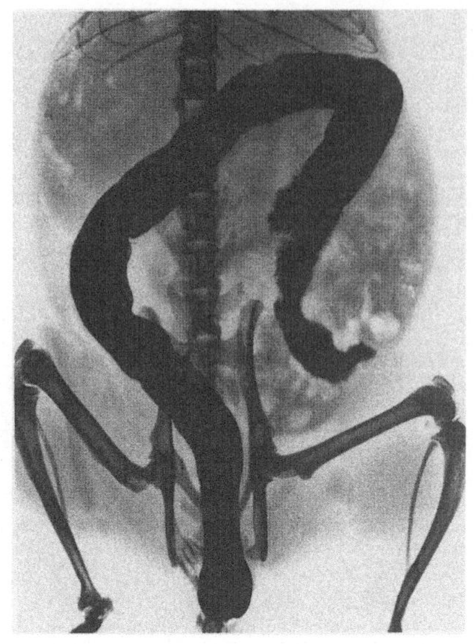

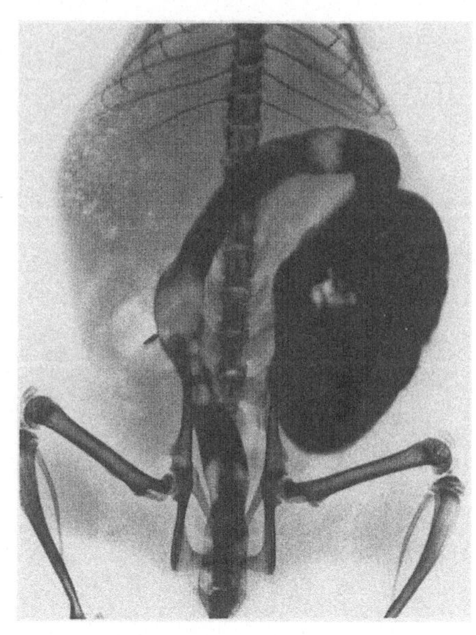

Abb. 73. C-Gruppe, 14. Tag

Abb. 74. P-Gruppe, 14. Tag

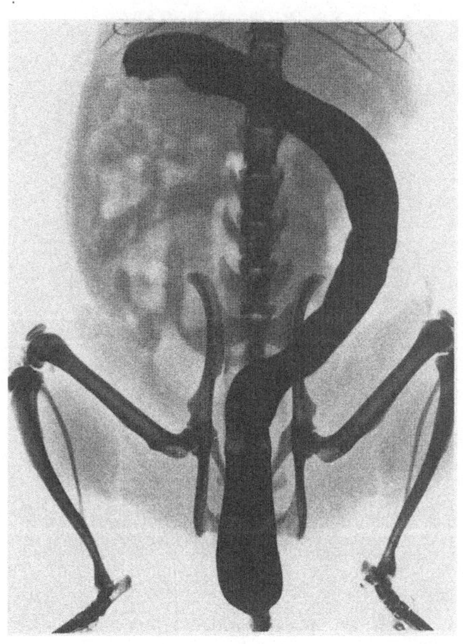

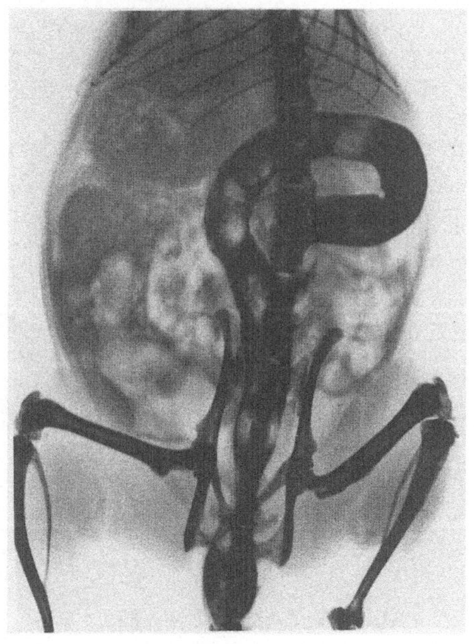

Abb. 75. C-Gruppe, 21. Tag

Abb. 76. P-Gruppe, 21. Tag

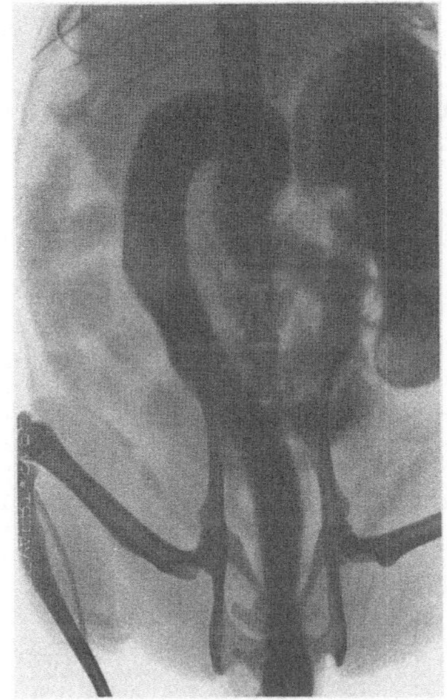 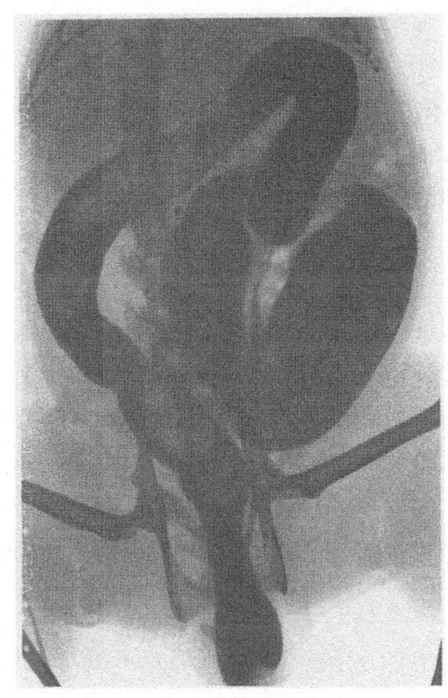

Abb. 77. C-Gruppe, 3 Monate   **Abb. 78.** P-Gruppe, 3 Monate

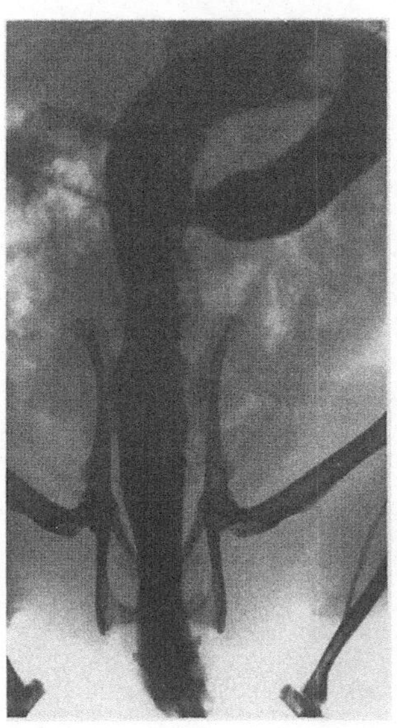 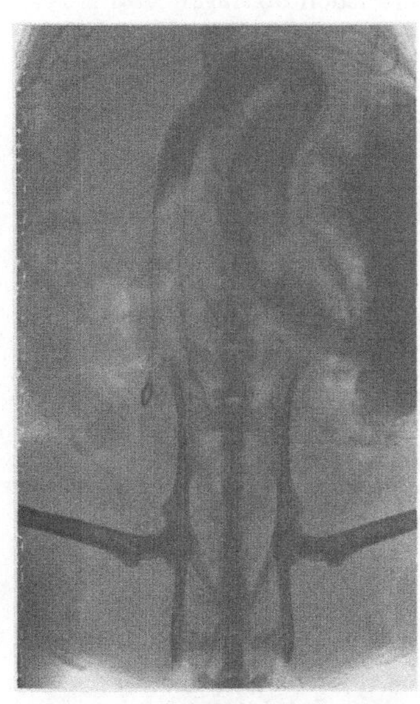

Abb. 79. C-Gruppe, 6 Monate   **Abb. 80.** P-Gruppe, 6 Monate

5.2 Stenoseindex

Mit der von McAdams et al. [166] angegebenen Formel haben wir nach photographischer Vergrößerung der Röntgenbilder auf 2 : 1 (Abb. 81) die prozentuale Lumenreduktion berechnet.

$$\text{Stenoseindex} = 100 \cdot \left(1 - \frac{2A}{B + C} \right).$$

Statistischer Vergleich der berechneten Einzelwerte
Im Mann-Whitney-Test für unverbundene Stichproben waren die Werte an den Untersuchungstagen 1, 5, 8, 14 und 21 nicht signifikant unterschiedlich.

Am 3. Tag fand sich ein Unterschied auf dem Niveau $P < 0,1$ zuungunsten der C-Gruppe.

Die Mittelwerte der prozentualen Lumenreduktion der C- und P-Gruppe an den einzelnen Untersuchungstagen sind in Abb. 82 graphisch dargestellt.

Statistischer Vergleich der berechneten Einzelwerte
Im Mann-Whitney-Test für unverbundene Stichproben waren die Werte an den Untersuchungstagen 1, 5, 8, 14 und 21 nicht signifikant unterschiedlich.

Am 3. Tag fand sich ein Unterschied auf dem Niveau $P < 0,1$ zuungunsten der C-Gruppe.

Die Mittelwerte der prozentualen Lumenreduktion der C- und P-Gruppe an den einzelnen Untersuchungstagen sind in Abb. 82 graphisch dargestellt.

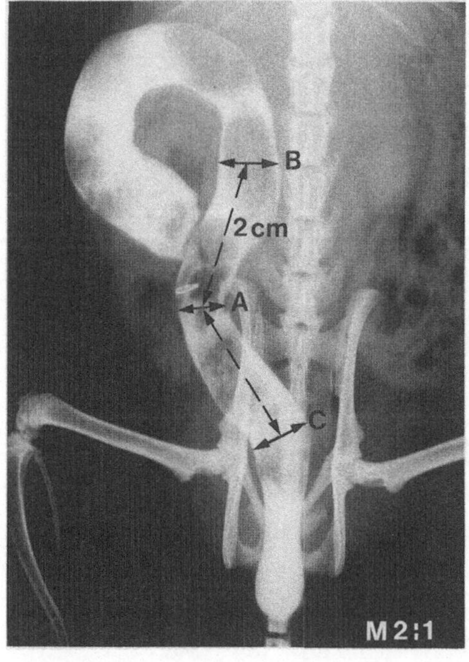

Abb. 81. Schema der Berechnung der nahtbedingten Lumenreduktion

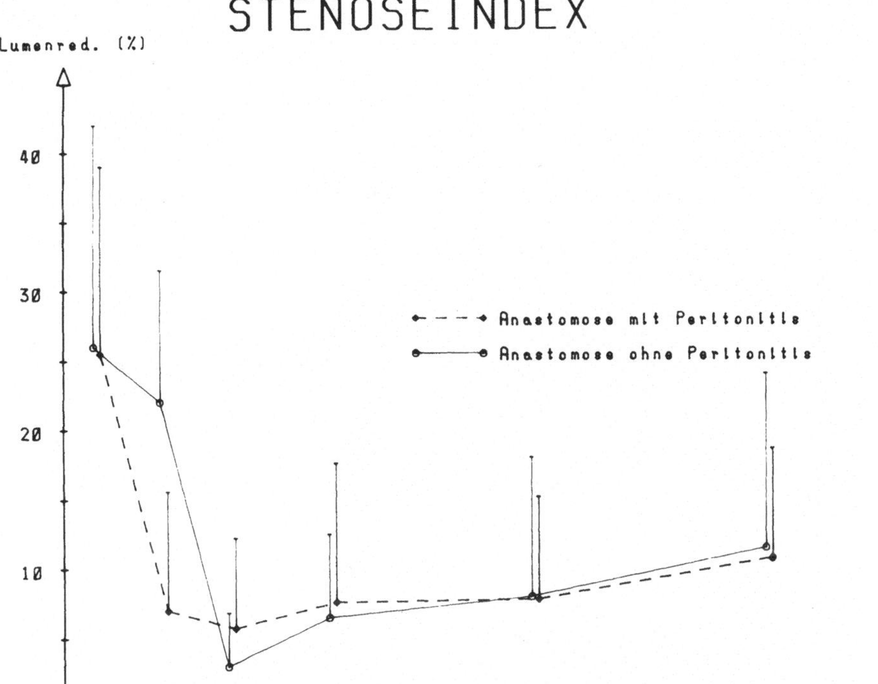

Abb. 82. Grad der Lumenreduktion in der Anastomose (C- und P-Gruppe)

6 Reißfestigkeit der Anastomosen

48 Tiere wurden operiert. Bei 24 Tieren wurde, wie beschrieben, eine Peritonitits induziert (P). 24 Tiere bildeten die Kontrollgruppe (C). Am 6. und 12. postoperativen Tag wurde an jeweils 12 Tieren an 3 Darmpräparaten die Reißfestigkeit mit einer Mikrozugmaschine überprüft (Abb. 83).

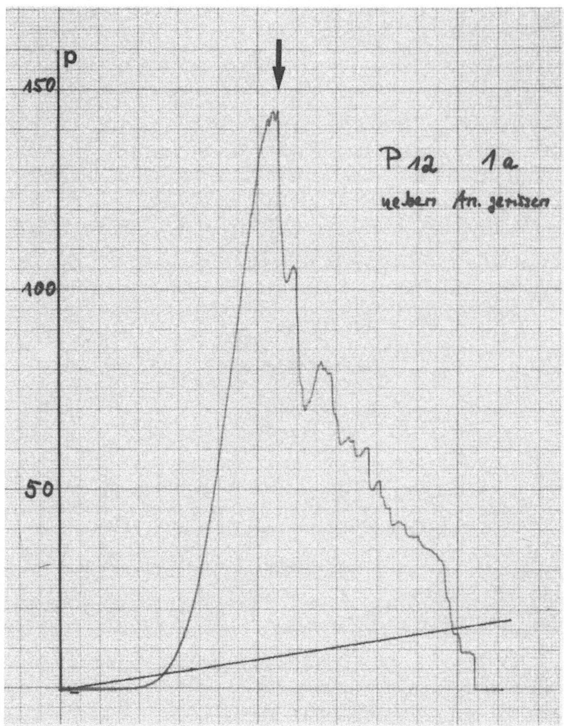

Abb. 83. Messung der Reißkraft = maximale Festigkeit, bevor die Anastomose oder ein benachbarter Teil zu reißen beginnt. Originalkurve, P-Gruppe, 12. Tag

6.2 Statistische Auswertung der Ergebnisse

6.2.1 Überprüfung der Zufälligkeit der Numerierung der einzelnen Präparate

Mittelwerte in den einzelnen Gruppen (Standardabweichung in Klammern):

	1	2	3
C–6	62.9 (13.6)	72.8 (26.7)	78.8 (23.9)
C–12	110.9 (41.7)	118.3 (43.1)	100.7 (31.2)
P–6	77.2 (24.5)	71.7 (21.3)	81.4 (24.3)
P–12	105.3 (28.2)	99.8 (32.9)	110.3 (27.0)

Durch den Wilcoxin-Parardifferenztest (Signifikanzniveau 0.1) kann man die Zufälligkeit der Numerierung dieser 3 Präparate pro Tier beweisen. Es ergab sich kein Unterschied zwischen den Präparaten.

6.2.2 *Untersuchung auf Unterschiede zwischen Kontrollgruppe und Peritonitisgruppe*

Hierzu wurden 4 Datengruppen gebildet:

1. Darmpräparate Kontrollgruppe   6. Tag
2. Darmpräparate Kontrollgruppe   12. Tag
3. Darmpräparate Peritonitis   6. Tag
4. Darmpräparate Peritonitis   12. Tag

Es ergaben sich folgende Kennzahlen:

Gruppe	Mittelwert	Standard- abweichung des Mittelwertes	Median	n
1	71.4	3.7	67.5	36
2	110.0	6.4	107.5	36
3	76.8	3.6	75.5	36
4	105.1	4.8	97.5	36

Mittels des Mann-Whitney-U-Tests konnte festgestellt werden, daß sich auf dem Signifikanzniveau $P = 0.1$ jeweils die 6- und 12-Tage-Werte signifikant unterscheiden. Man kann sagen, daß nach 12 Tagen die Heilung weiter fortgeschritten ist und die Reißfestigkeit sich erhöht hat. Dahingegen konnte aber zu beiden Zeitpunkten zwischen der Peritonitis- und der Kontrollgruppe *kein* Unterschied in der Reißfestigkeit festgestellt werden. Graphische Darstellung der Meßergebnisse (Abb. 84–86). Die Peritonitis hat keinen Einfluß auf das Heilungsergebnis.

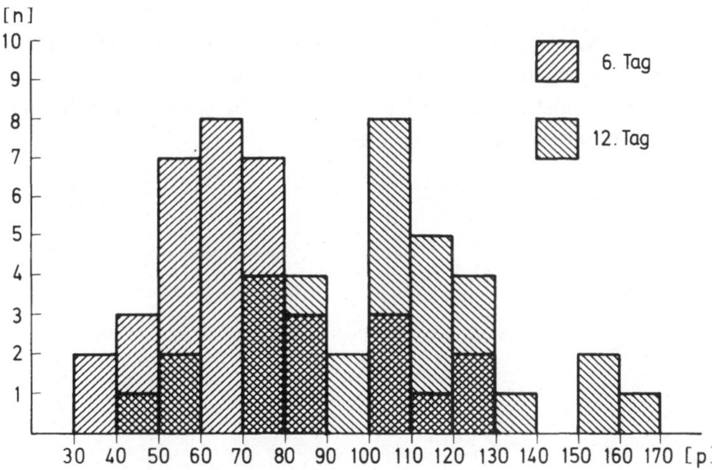

Abb. 84. Reißfestigkeit: Kontrollgruppe

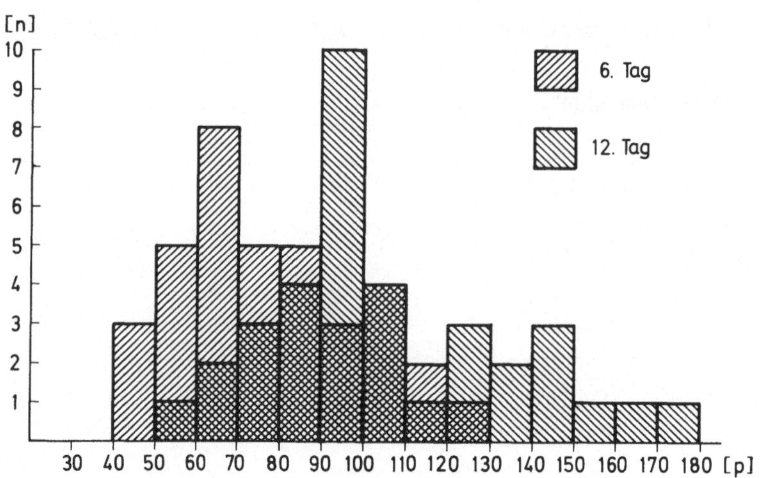

Abb. 85. Reißfestigkeit: Peritonitisgruppe

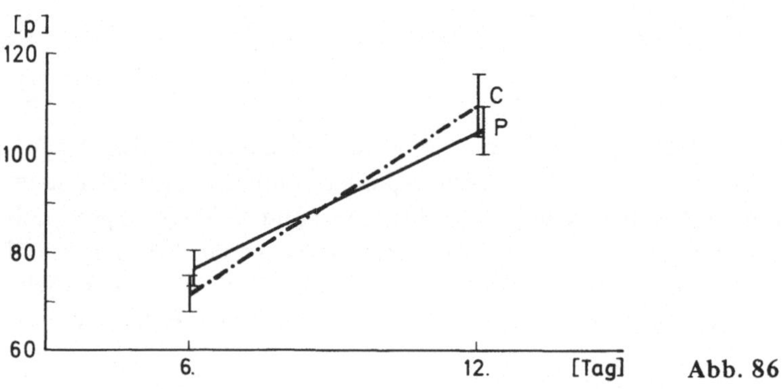

Abb. 86

Ebenso wie Chlumsky [41] und Herzog [105] konnten auch wir beobachten, daß in beiden Gruppen die Submukosa als letzte mechanisch stärkste Schicht der Darmwand einriß. Am 12. postoperativen Tag rissen die Darmproben in beiden Gruppen häufiger nicht in, sondern neben der Anastomose.

Teil IV. Diskussion

1 Peritonitismodell

Bei allen Tieren der P-Gruppe konnte makroskopisch, mikroskopisch und bakteriologisch eine Peritonitis nachgewiesen werden.

Nur in der P-Gruppe fand sich ein Peritonealexsudat, das aspiriert werden konnte. Die daraus isolierten anaeroben und aeroben Bakterien entsprechen in ihrer Verteilung und der Prädominanz von Escherichia coli unter den Aerobiern genau den bakteriologischen Befunden von Keighley [132] beim Menschen, wenn sich intraperitoneale Infektionen ohne Antibiotikatherapie entwickelt hatten. Für die Abszeßentstehung ist offenbar nicht nur bei der Ratte ein Synergismus von Escherichia coli und anaeroben Bakterien der Gattung Bacteroides verantwortlich.

Festgestellt wurden jedoch individuelle Unterschiede in der allgemeinen Reaktion auf die bakterielle und chirurgische Noxe. Bei gleicher Keimzahl/ml und Verteilung der gefundenen Bakterien war der Verlauf bezüglich der Qualität der Anastomosenheilung und der Entwicklung von Abszessen auch retrospektiv nicht uniform. Die Fähigkeit des Individuums, den Krankheitsprozeß durch Aktivierung der körpereigenen Abwehrmechanismen zu begrenzen, war nicht vorhersehbar.

2 Mortalität und Morbidität

Vergleiche bezüglich der Mortalität mit den Ergebnissen anderer Autoren erscheinen nicht sinnvoll, da die Bedingungen zu unterschiedlich sind.

Die Insuffizienzrate kann jedoch verglichen werden nach linksseitigen Kolonanastomosen anderer Untersucher am gleichen Tier. So fanden Irvin u. Hunt [118] 18,5% Nahtinsuffizienzen, wenn neben der Anastomose ein vergleichsweise kleines Trauma in Form einer Muskelbiopsie aus dem Psoas entnommen wurde.

Wurde ein kotleerer Dickdarm der Ratte anastomosiert, betrug die Insuffizienzrate anhand von Berstungsdruckmessungen in den Arbeiten von Smith et al. [223, 224] 21%, bei kotgefülltem Dickdarm 40%. In beiden Untersuchungen, in denen die Anastomose mit nur kleinen Handikaps belastet war, lag die Zahl der Nahtinsuffizienzen wesentlich höher als in unserer Peritonitisgruppe mit perikolischer Infektion und des zum Zeitpunkt der Anastomosierung kotgefüllten und gestauten Darms.

Zur Kenntnis nehmen muß man allerdings, daß gegenüber der Kontrollgruppe mit einer Mortalität und Morbidität von 0% von den 94 Tieren der Peritonitisgruppe 1 Tier eine komplette Dehiszenz der Anastomose und 2 eine gedeckte Nahtinsuffizienz entwickelten. Ein 0 : 0-Ergebnis beim Vergleich von „gut" und „böse" konnte von vornherein nicht erwartet werden. Insgesamt erwies sich aber in unseren Untersuchungen der Einfluß der Peritonitis auf die Wundheilung nach Kolonanastomosen als längst nicht so deletär, wie dies aufgrund von klinischen Eindrücken anzunehmen war.

3 Histomorphologie

Die Heilung nach linksseitiger Kolonanastomose folgte in beiden Untersuchungsgruppen generell den in der Literatur beschriebenen 3 Heilungsphasen.

Histologisch erkennbare Unterschiede zwischen beiden Gruppen fanden sich besonders am 1. und 3. und auch noch am 5. postoperativen Tag. Da in unserem Peritonitismodell Darmenden anastomosiert wurden, die 24 h lang fäkal-bakterieller Kontamination ausgesetzt waren, wurde histologisch am 1. postoperativen Tag eine wesentlich stärkere exsudativ entzündliche Reaktion beobachtet. Mikroabszesse innerhalb der Anastomose und deren unmittelbarer Nachbarschaft prägten gegenüber der Vergleichsgruppe ohne Peritonitis das histologische Bild bis zum 5. postoperativen Tag. Der Wanddefekt war ausgedehnter, der Heilungsfortschritt insgesamt verzögert, was besonders in der späteren Epithelialisierung der Anastomose zum Ausdruck kam. In der Peritonititsgruppe schien eine Heilung angesichts der histologischen Befunde in dieser frühen Phase nur noch per secundam ablaufen zu können. Ab dem 8. postoperativen Tag wurden dann überraschend die Unterschiede im Heilungsverlauf beider Gruppen zunehmend geringer. Nach 14 Tagen bestand ein Unterschied zuungunsten der Peritonitisgruppe nur noch in der flächenmäßig größeren submukösen Narbenzone. Nach 3 Wochen, 3 und 6 Monaten waren keine prinzipiellen Unterschiede mehr erkennbar.

Vergleiche mit histologischen Befunden anderer Autoren hinsichtlich des Einflusses der Peritonitis auf die Heilung von Dickdarmanastomosen konnten nicht erfolgen, da die in Abschn. 5.1 zitierten experimentellen Arbeiten unter den Bedingungen der Peritonitis überwiegend nur den makroskopischen Aspekt oder aber die mechanische Festigkeit der Anastomose beurteilt haben. Wurde wie von Nahai et al. [168] und Wayand et al. [245] auch die Histomorphologie untersucht, geschah dies an einer anderen Tierspezies.

Histologische Befunde anderer Untersucher [102, 109, 144, 239, 253] nach Anastomosen am Colon descendens der Ratte lassen lediglich Vergleiche der „normalen" Wundheilung mit unserer Kontrollgruppe zu.

Hinsichtlich des zeitlichen Ablaufs der 3 Heilungsphasen ergaben sich dabei deutliche Unterschiede. Eine beginnende Reepithelialisierung fanden wir am 1. und Houdart [109] am 2. postoperativen Tag. Herrmann [102], Lamesch [144], Yale [253] und Trueblood [239] erst nach 7 Tagen. Die erste histologisch nachweisbare Gefäßproliferation erfolgte in unserer Kontrollgruppe einheitlich am 3. postoperativen Tag. Von Herrmann [102] und Lamesch [144] wird eine beginnende Gefäßprofileration erst nach 7 Tagen beschrieben.

Eine primäre Wundheilung nach 14 Tagen sah Herrmann [102] unter Verwendung einer einreihigen intervertierenden Nahttechnik nur in ganz wenigen Ausnahmefällen.

Ebenso wie Houdart [109] mußten auch wir feststellen, daß der optimale Heilungsverlauf in erster Linie von einer subtilen, mit der Übung besser werdenden Nahttechnik abhängt (s. Abschn. 7: Nahttechnik).

4 Mikroangioradiographie

Seit Sabin (1920) [203] wurde versucht, den Kardinalfaktor für die Wundheilung, die Durchblutung, optisch durch postmortale Injektion der Gefäße mit Farbstoffen darzustellen [57, 85, 186, 191, 204, 248].

Von Bellmann (1953) [23] stammt der Begriff und die Technik „Microangiographie". Durch Füllung der Gefäße mit feindispersen korpuskulären Kontrastmitteln, wie Bariumsulfat (Micropaque), gelingt es, auch die Endstrombahn des arteriellen Gefäßbaums ausgezeichnet sichtbar zu machen, da sie mit Blut nicht mischen und den im Lumen noch vorhandenen Inhalt vor sich herschiebend verdrängen [69].

Da dieses Kontrastmittel die arterielle Seite nicht überschreitet, wird nur das wichtigere nutritive System ohne störende Überschneidung durch abführende Venolen markant [139].

Daß die mikroangiographische Gefäßdarstellung als aussagekräftigstes Kriterium der Wundheilung anzusehen ist, wurde 1962 von Rhinelander u. Baragry [196] bei Untersuchungen der Knochenbruchheilung herausgestellt. 1969 wandte Abramowitz [2] dieses Verfahren auch zur Prüfung des Heilungsverlaufes nach Darmanastomosen an.

Bei Vergleichsuntersuchungen zwischen Dünndarm- und Dickdarmanastomosen oder verschiedenen Nahttechniken ergab die Mikroangiographie wesentliche Unterschiede in der Qualität der Revaskularisation [2, 104, 105, 120, 124, 150, 252].

Der mit dieser Methode feststellbare Zeitpunkt der ersten Proliferation der Gefäße bis zur Überbrückung der Anastomosenlinie variiert von Autor zu Autor, wobei auch die verschiedenen Tierspezies, Nahttechniken und Nahtmaterialien zu berücksichtigen sind. Abramowitz [2] fand am Hundekolon eine erste Proliferation nach 3 Tagen und die erste „cross-circulation" nach einer Woche. Dies aber nur bei der einreihigen invertierenden Nahttechnik. Zweireihige und evertierende Nähte erbrachten schlechtere Ergebnisse. Wises [252] Untersuchungen ergaben, daß die Anastomosen am Kolon von Hunden bis zum 5. Tag avaskulär waren und auch nach 3 Wochen noch keine komplette Überbrückung stattgefunden hatte. Orr [180] – ebenfalls bei Hunden, aber am Dünndarm – konnte erst nach 4 Wochen eine schwache Gefäßkontrastierung in der Anastomose erkennen. Herzog [103, 105] fand am 4. postoperativen Tag eine gute Durchblutung und Gefäßneubildung innerhalb der einreihig genähten Rattenkolonanastomose, während die zweireihige und mehr noch die evertierende Naht eine deutliche Verspätung der Gefäßneubildung zeigten. Gleichfalls bei Ratten sahen Gilmore et al. [74] schon nach 48 h neue Gefäße in allen distalen Kolonanastomosen; Baer et al. [12] diese erst am 7. Tag in der Submukosa, aber noch nicht in der Schleimhaut.

Beeindruckend in bezug auf die Selbstheilungskraft des Organismus, in diesem Fall zumindest des der Ratte, und völlig unerwartet erscheint unser erstmaliger Nachweis, daß die Gefäßproliferation offensichtlich unmittelbar nach der Verletzung einsetzt und schon nach 24 h zu einem Kontakt der Gefäße über die Schnittstelle hinweg führt (Abb. 87).

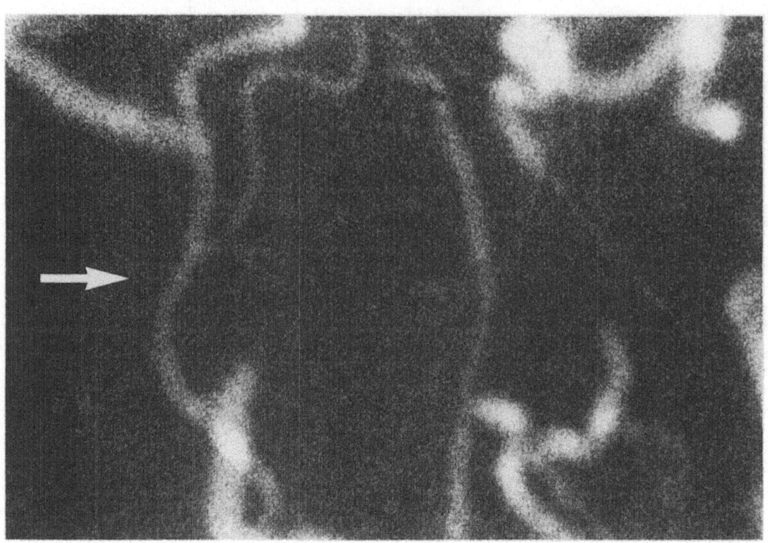

Abb. 87. Mikroskopisch nachweisbare Überbrückung des Anastomosenspalts (*Pfeil*) durch neugebildete Kapillaren 24 h postoperativ (x 64)

Diese frühe Angioneogenese läßt sich nur durch einen Wachstumsfaktor erklären, der bereits kurze Zeit nach der Wundsetzung aus thrombinaktivierten Plättchenaggregaten freigesetzt wird [113]. Die Bildung neuer Gefäße wird später weiter stimuliert durch biochemisch noch nicht exakt definierte Substanzen aus den Makrophagen [112].

Durch unsere Modifikation der präterminalen Mikroangiographie am schlagenden Herz durch den schonenderen Zugang zur abdominellen Aorta im Vergleich zur thorakalen Aorta [194] und die kurzdauernde vorsichtige Injektion von Hand bis zum Herzstillstand wurde gewährleistet, daß sich nur die auch intra vitam aktuell perfundierten Gefäße darstellten [69].

Die über den Exitus hinausgehende Kontrastmittelperfusion mit Pumpen bei unphysiologischem Druck mag notwendig sein bei rigiden Geweben, wie dem Knochen [196], führt aber möglicherweise zu Verfälschungen in der Strombahn von Weichteilen.

Nachdem diese Technik an allen gut durchbluteten Organen, wie Leber, Niere, Milz, Magen und Lunge, eine Darstellung der selbst kleinsten Endäste ermöglichte, dürfen wir annehmen, daß auch die Blutzufuhr der Anastomose korrekt erfaßt wurde.

Beim Vergleich aller Mikroangiogramme an den Untersuchungstagen 1 bis 180 war nur am 5. postoperativen Tag eine allerdings deutlich schlechtere Vaskularisation in der Peritonitisgruppe festzustellen. Vorher und nachher fanden sich keine Qualitätsunterschiede.

Die auch von anderen Untersuchern beobachtete Dilation der submukösen anastomosennahen Gefäße in den ersten postoperativen Tagen [2, 124, 252] korreliert mit dem Befund von Jiborn et al. [122], der unmittelbar nach linksseitigen Kolonanastomosen bei Ratten eine verstärkte regionale Blutzufuhr zum Kolon nachweisen konnte, in Relation zum gesamten Herzauswurfvolumen. Der erhöhte metabolische Bedarf der Wundheilung wird also von der Kreislaufregulation registriert und erfüllt, sofern die Skelettierung und die Nahttechnik die arterielle Blutzufuhr nicht an entscheidender Stelle unterbrochen haben.

5 Röntgenkontrastdarstellung

Diese Untersuchungsmethode erlaubte Aussagen auf 2 Fragen: Ist die Anastomose wasserdicht und gibt es Unterschiede im Grad der Stenosierung?

Trotz der ausgedehnteren lokalen Verwachsungen in der Peritonitisgruppe ist es nicht zu einer verstärkten Lumeneinengung mit den Folgen der Koprostase und deren lokal mechanischer Schädigung der Anastomose oder zu einem mechanischen Ileus gekommen. Abgesehen von der einzigen kompletten Dehiszenz einer Anastomose am 5. Tag in der Peritonitisgruppe, konnte bei keinem anderen Tier ein Wanddefekt oder ein Fistelgang entdeckt werden.

Auch in der Klinik wird von immer mehr Autoren die Anastomose routinemäßig radiologisch mit Barium- oder Gastrographinrektaleinläufen meist zwischen dem 10. und 14. postoperativen Tag kontrolliert. Solche Untersuchungen haben gezeigt, daß die Rate der durch Kontrastdarstellung entdeckten „subklinischen" Insuffizienzien mit 20–50% wesentlich höher lag, als dies klinisch durch intraabdominelle Abszesse oder äußere fäkale Fisteln offenkundig wurde.

Im Tierexperiment haben Bubrick et al. [33, 34] kolorektale Anastomosen an Hunden radiologisch untersucht und fanden zwischen dem 3. und 7. postoperativen Tag bis zu 65% umschriebene Nahtinsuffizienzen, je nach Nahttechnik oder strahlenvorgeschädigtem Darm. Kirkegaard et al. [137] konnten mit Hilfe der Dickdarmkontrastuntersuchung deutliche Unterschiede in der Lumenweite zwischen genähten oder mit Isobuthylzyanokrylat geklebten Kolonanastomosen der Ratte feststellen.

Postmortal wurde der Grad der Stenosierung von Herzog [105] durch Gipsausgüsse und von McAdams et al. [166] sowie von Irvin u. Edwards [115] durch Bariumfüllung des Präparatsegments dargestellt. Unsere intra vitam erfolgten Kontrastmitteluntersuchungen haben den Vorteil, die Dehnungsfähigkeit der Naht beurteilen zu können und postmortal bedingte Änderungen der Wandstrukturen auszuschließen. Darüber hinaus konnte auch die funktionelle Wirkung der Naht auf die weiter proximal gelegenen Darmabschnitte sichtbar gemacht werden. Die Passage der in Relation zum nicht gefüllten Kolonlumen großkalibrigen Kotballen war schon am 1. Tag nach Anastomosierung beweisbar.

Die nach der Formel von McAdams et al. [166] berechnete prozentuale Lumenreduktion der Anastomose gegenüber der gesunden Darmwand ergab für die von uns verwandte, wenig invertierende Nahttechnik eine geringe Stenosierung um 10% ab dem 5. postoperativen Tag in beiden Gruppen. Die postmortalen Untersuchungen von McAdams mit 2 verschiedenen einreihigen Nähten hatten am weiten Hundekolon eine Lumenreduktion von 40–50% bis zum 21. Tag zur Folge. An Kolonanastomosen von Kaninchen fanden Irvin u. Edwards [115] bei ein- und zweireihig invertierenden Nähten eine Stenosierung von 60–80% in den ersten 14 Tagen.

6 Reißfestigkeit

Wie von Chlumsky [41] wurde in den meisten früheren experimentellen Arbeiten als Maß für die mechanische Festigkeit einer Darmnaht der Berstungsdruck gemessen. Hierbei wird das Anastomosensegment mit Luft oder Flüssigkeit gefüllt und der Druck gemessen, bei dem erstmals Austritte aus der Anastomosenlinie erkennbar werden. Nicht berücksichtigt wird dabei das Gesetz von La Place, wobei die Kraft, die die Ruptur eines Zylinders bewirkt, abhängt vom Druck, multipliziert mit dem Zylinderradius, dividiert durch 2 [102, 105, 173, 239].

Da der Radius in Höhe der genähten Anastomose in aller Regel kleiner ist als der der gesunden Darmwand, wird letztere infolge höherer Belastung vor der Anastomose reißen. Damit läßt sich auch erklären, daß die Messung des Berstungsdrucks schon ab dem 14. Tag einen Wert ergibt, der über dem der intakten Darmwand liegt [41, 102].

Heute erlauben ursprünglich für industrielle Zwecke entwickelte Mikrozugmaschinen die Bestimmung der Reißkraft und der Zugfestigkeit, die als das exaktere Maß für die mechanische Festigkeit der Naht angesehen werden [8, 105, 174, 241].

Die Untersuchungstage 6 und 12 haben wir ausgesucht, weil die vorliegenden Arbeiten ergaben, daß die Reißkraft nach der initialen „lag-phase" [102] ab dem 5. Tag ansteigt und die rascheste Zunahme in den ersten 14 Tagen erfolgt.

Die statistische Auswertung der insgesamt 144 Einzelmessungen am 6. und 12. postoperativen Tag ließ an beiden Tagen keinen signifikanten Unterschied in der Reißfestigkeit bei Tieren mit und ohne Peritonitis erkennen. Diese nahm in beiden Gruppen vom 6. zum 12. Tag gleichermaßen zu. Der rein mechanische Befund korrespondierte gut mit der zunehmend besseren Durchblutung der Anastomose (Mikroangiographie) und der Bildung neuer Kollagenfasern in der Darmwand (Histomorphologie).

7 Nahttechnik

Die einreihige, alle Wandschichten fassende „Herzog-Naht" hat sich, was die Insuffizienzrate und die geringe Stenosierung betrifft, bewährt. Sie ist jedoch in der Anwendung mühsam, da diese Einzelkopfnaht einen mehrfachen Wechsel der Stichrichtung und damit der Handstellung erfordert. Beim Rückstich durch die Schleimhautränder schnitt der Faden besonders in der gequollenen Schleimhaut der Tiere mit Peritonitis diese Darmwandschicht einfach durch. Das Mitfassen der Schleimhaut, der mechanisch schwächsten Darmwandschicht, erscheint nach diesen Erfahrungen nicht sinnvoll. Dies ist auch nicht notwendig, da die technisch einfachere, nur die Submukosa fassende Gambee-Naht ebenfalls dazu führt, daß sich die Schleimhautränder aneinander legen.

Daß eine subtile Nahttechnik ein bedeutender Faktor im Hinblick auf eine „primäre Heilung" der Anastomose ist, wurde in beiden Untersuchungsgruppen deutlich. Jede Anastomose hatte schöne und weniger schöne Abschnitte. Bei der Analyse dieser Unterschiede fanden wird, daß nur dort, wo direkt unter der Naht die Schichten eng adaptiert waren, die Gefäße frühzeitig den Anastomosenspalt überbrücken konnten (Mikroangiographie, Abb.

87 und 88). Histologisch ließ sich hier eine primäre Wundheilung mit ganz kleiner Narbenzone nachweisen (Abb. 89 und 90). Zwischen im weiten Abstand gestochenen Nähten bot sich hingegen mikroangiographisch und histologisch das Bild einer sekundären Heilung (Abb. 91 und 92).

Dieser Befund spricht gegen die übliche chirurgische Praxis. Die Einzelkopfnähte werden dabei vielfach in eher weitem Abstand gesetzt, in der Vorstellung, dadurch die Durchblutung der Darmränder möglichst wenig zu schädigen. Lieber nimmt man dadurch in Kauf, daß die Nahtlinie primär nicht wasser- und gasdicht ist, und vertraut auf die Versiegelung durch das Fibrin.

Gerade in infiziertem Milieu sollte aber die Naht sofort nach Fertigstellung gasdicht sein [201], um der bakteriellen Invasion von außen widerstehen zu können.

Bei guter Nahttechnik und Verwendung der neuen eigenreaktionsarmen, dünnen Fadenmaterialien ist die Naht selbst nicht gewebeschädlich. Ähnliche Erfahrungen mögen Hell et al. [101] zur Modifikation der einreihig allschichtigen Naht auf Stoß veranlaßt haben. Er empfahl 1981, zwischen diesen Hauptnähten noch halbschichtige Zusatznähte zu setzen und konnte damit eine niedrige Insuffizienzrate erzielen.

8 Nahtmaterial

In den ersten 8 Tagen, in denen die Insuffizienzrate besonders häufig auftritt, hat sich der von uns benützte monofile, nicht resorbierbare Kunststoffaden angesichts der histologischen Befunde bewährt. Die fadeneigene entzündliche Reaktion auf das umgebende Gewebe war sehr gering.

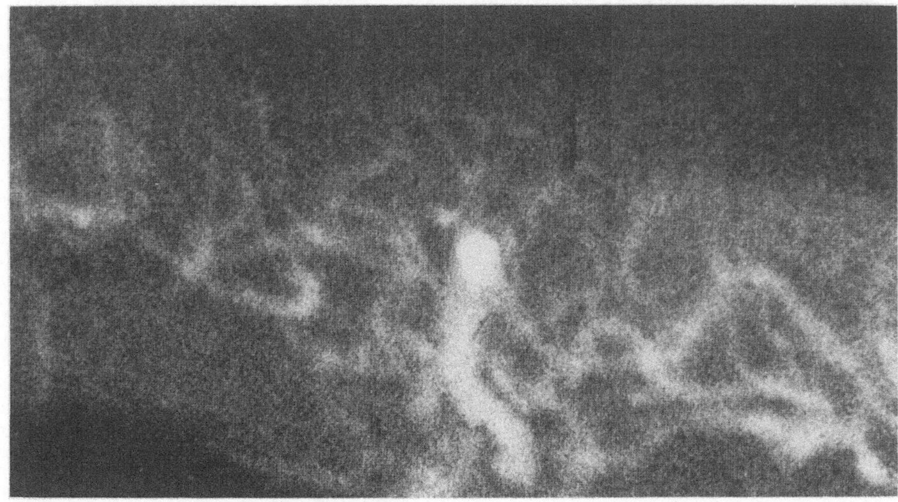

Abb. 88. Bei unter der Naht schmalem Anastomosenspalt können die Gefäße den Wanddefekt schneller überbrücken (24 h postoperativ, x 64)

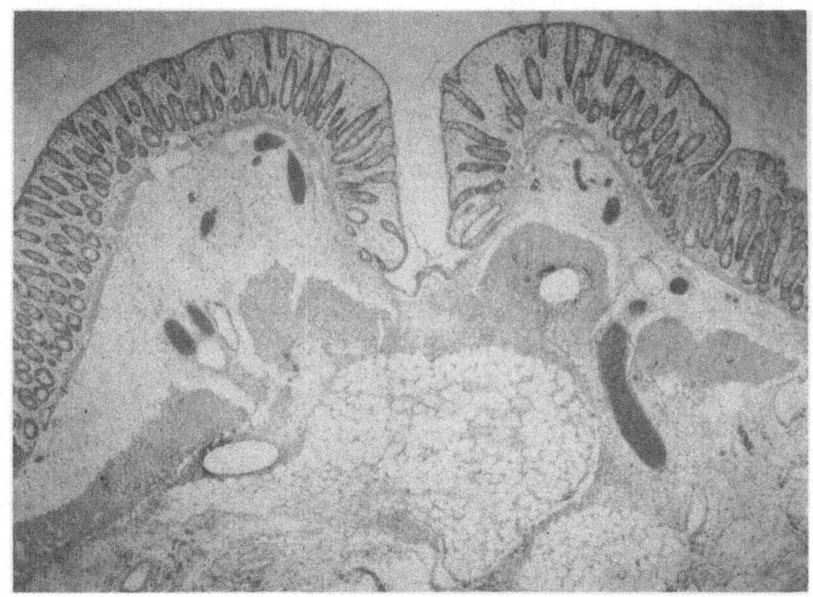

Abb. 89. Gute Adaptation der Wandschichten im Bereich des Fadensitzes (24 h postoperativ, x 30)

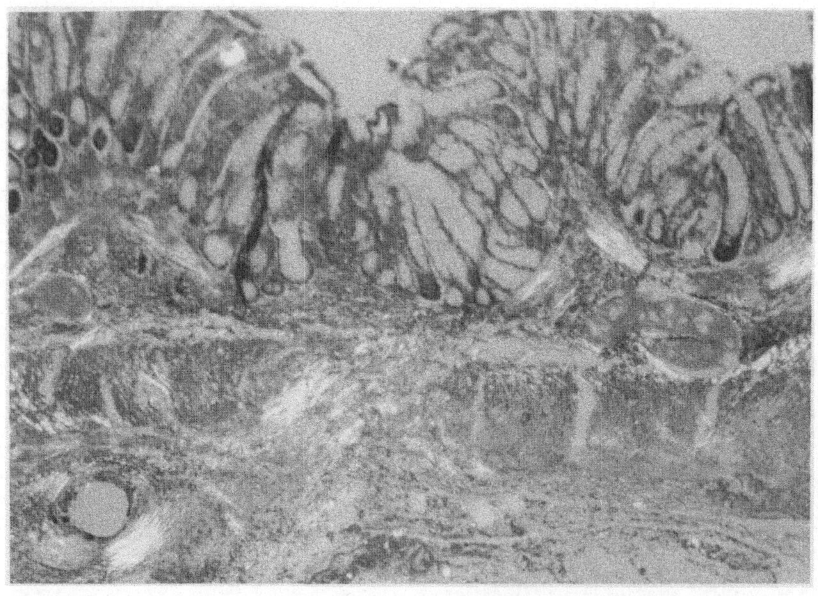

Abb. 90. Weit fortgeschrittene Heilung am 8. Tag postoperativ (Polarisation, x 75)

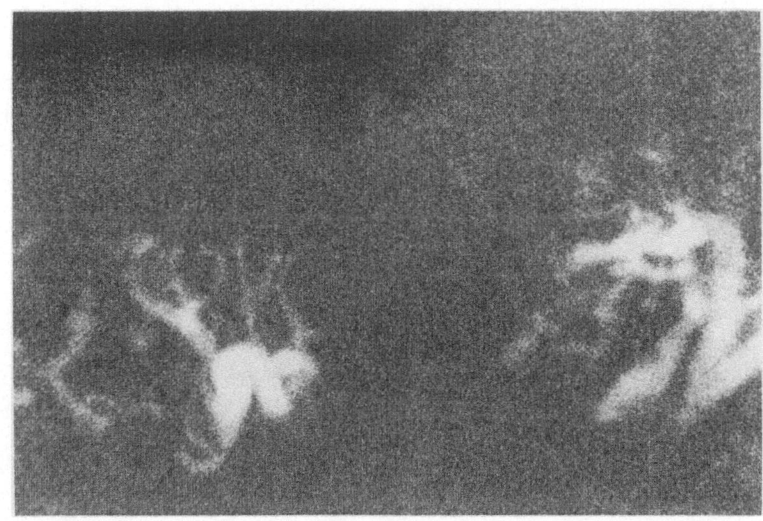

Abb. 91. Längere zu überbrückende Wegstrecke zwischen den Nähten (24 h postoperativ, x 64)

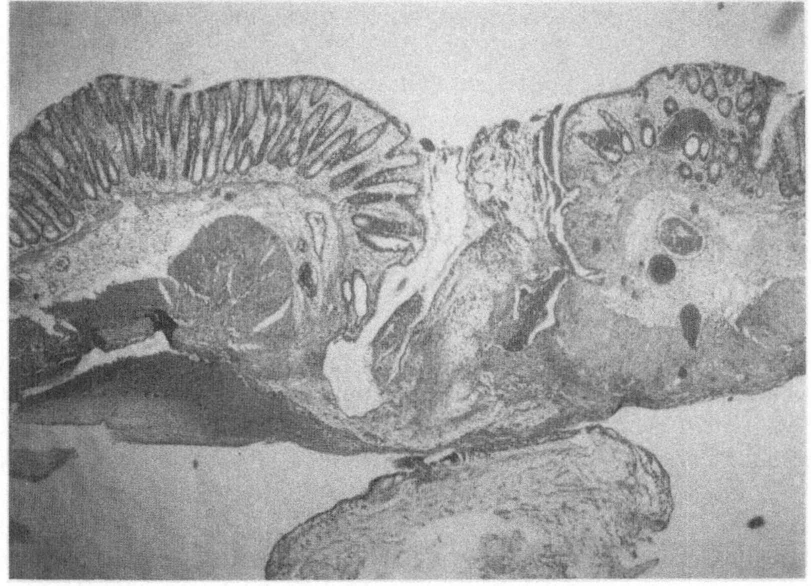

Abb. 92. Weiter Anastomosenspalt zwischen den Nähten (24 h postoperativ, x 30). In diesen Abschnitten der Anastomose verläuft später die Heilung per secundam

Allerdings mußte festgestellt werden, daß sich nach 3 Wochen doch große Fadengranulome mit Fremdkörperriesenzellen ausbildeten. Bei den Tieren, die nach 3 und 6 Monaten reseziert wurden, sah man, daß diese Fäden entweder nach außen oder nach innen in das Lumen abgestoßen wurden, was zu Ulzerationen der Innenschicht und zu äußeren Wanddefekten führte (Abb. 93 und 94). Angesichts dieser Spätfolgen sehen wir keinen Anlaß, dieses Material den bisher in der klinischen Arbeit benützten resorbierbaren Fäden vorzuziehen.

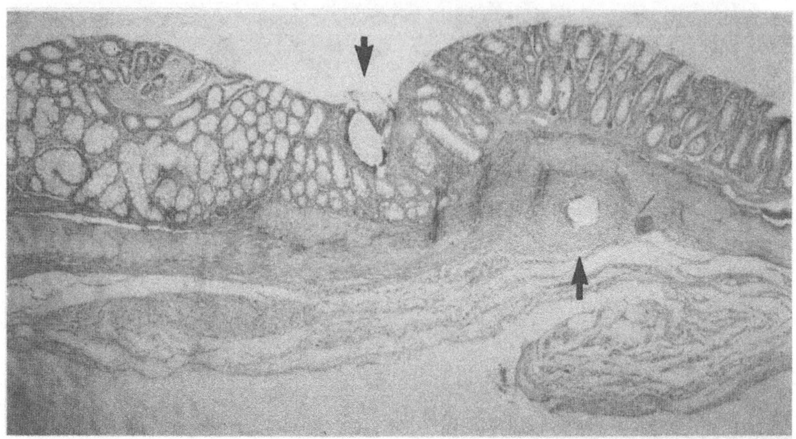

Abb. 93. Abstoßung des Fadens in das Lumen, Granulombildung um den Faden (21. Tag postoperativ, x 18)

9 Klinische Relevanz

Auch die Dickdarmanastomose kann problemlos heilen, wenn die Naht spannungslos, schichtgerecht und bei guter Durchblutung der Darmränder durchgeführt wird. Diese Bedingungen können vom Chirurgen bei den elektiven Eingriffen am Dickdarm fast immer erfüllt werden. Zudem sind der Patient und sein Darm auf die Operation vorbereitet.

Ganz anders ist die Ausgangssituation bei Notfalloperationen. Traumatische Kolonperforationen, die abszedierende oder schon perforierte Divertikulitis und spontane Wanddurchbrüche von Kolontumoren zwingen zu sofortigem Handeln. Allen 3 Krankheitsbildern gemeinsam ist eine Darmwandschädigung mehr oder minder großer Ausdehnung sowie eine lokale oder diffuse Verunreinigung der Bauchhöhle durch den ausgetretenen Stuhl. Dieser besteht zu 90% aus Bakterien, wobei quantitativ anaerobe Spezies bei weitem überwiegen [87, 210, 228].

Das operative Vorgehen bei diesen Notfällen wird bestimmt von mehreren Faktoren: in erster Linie von der chirurgischen Schule mit ihren Vorschriften, sodann vom Ausbildungsstand und persönlichen Erfahrungen sowie den Empfehlungen in der Literatur.

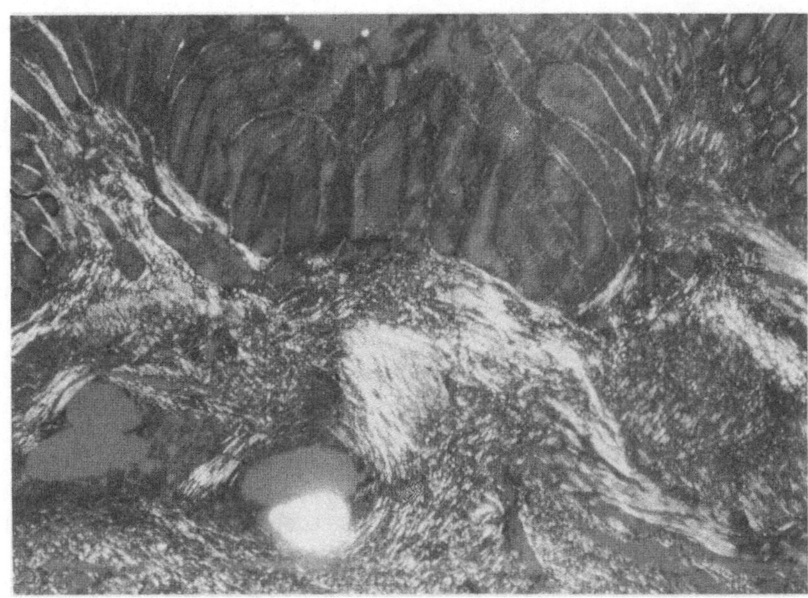

Abb. 94. Abstoßung des Fadens nach außen, Granulombildung (21. Tag postoperativ, Polarisation x 75)

Zur Wahl stehen 2 operative Prinzipien. Das erste kann man als konservativ bezeichnen, es hat die meisten Anhänger und beruft sich auf eine jahrzehntelange chirurgische Erfahrung. Diese besagt: „Eine primäre Naht oder gar eine Anastomose heilen nicht beim Vorliegen einer Peritonitis."

In der Überzeugung, nur durch den kleinstmöglichen chirurgischen Eingriff das Überleben des Patienten sichern zu können, wird der erkrankte oder verletzte Darmabschnitt lediglich drainiert und proximal davon eine Kotableitungskolostomie angelegt. Alternativ wird der betroffene Darmabschnitt nach außen vor die Bauchdecken verlagert oder maximal der Krankheitsherd zwar reseziert, aber die Kontinuitätswiederherstellung auf später verschoben.

Die Einwände gegen dieses Vorgehen richten sich besonders auf die Verschiebung der definitiven Lösung des chirurgischen Problems auf später. Dies bringt einen langen Krankenhausaufenthalt mit sich, die Inkaufnahme eines „künstlichen Afters" auf Zeit, die nicht seltenen entzündlichen Komplikationen bei Anlegen und Verschluß der Kolostomie. Gar nicht so selten wird letztendlich der als temporär angelegte künstliche Darmausgang bei Abschätzung des Allgemeinzustandes des Patienten im Hinblick auf einen neuerlichen, diesmal technisch schwierigen Eingriff zur Wiederherstellung der Darmkontinuität belassen.

Das zweite operative Prinzip will auch in der Notfallsituation „alles auf einmal" erreichen. Nach Entfernung des krankmachenden Herdes wird die Kontinuität sofort wieder hergestellt, möglichst unter Verzicht auf eine „protektive" Kolostomie.

Als erste haben Madden [161] und Madden u. Tau [162], Zolnhofer [259], Nadjaft u. Allgöwer [167], Ryan [202] und Allgöwer [5] dieses Prinzip aufgrund eigener Erfahrungen empfohlen, das seinerzeit als absolut kontraindiziert galt. Sie hatten im eigenen Krankengut bei mehrzeitigem Vorgehen letztendlich eine höhere Mortalität und Morbidität als beim einzeitigen.

Ihre Kritiker verweisen jedoch auf die hohe Frühletalität der „klinisch" auffälligen Nahtinsuffizienz, die auch heute noch in 30–50% der Fälle unmittelbar zum Tode führt, sowie auf die unbestreitbare Tatsache, daß die lebensrettende Behandlung der Nahtinsuffizienz nur noch durch die sekundäre Unterbrechung der Darmkontinuität erreichbar ist. Den so überlebenden Patienten steht demzufolge gleichfalls eine weitere, nicht ungefährliche Operation bevor.

Sucht man in der Literatur nach Richtlinien zur chirurgischen Taktik in diesen Notfallsituationen, stößt man nicht nur auf kontroverse Ansichten, sondern auch auf erheblich unterschiedliche Ergebnisse nach gleichem operativem Vorgehen.

9.1 Chirurgische Versorgung der traumatisch bedingten Kolonperforation

Angesichts der enormen Häufigkeit von penetrierenden Verletzungen des Dickdarms durch Stich- und Schußwaffen in den USA [20, 80, 184, 205, 213] müssen wir uns zwangsläufig an den dort gewonnenen Erfahrungen orientieren. Bei uns sind auf diese Weise entstandene Läsionen des Kolons selten, und wir werden auch bei intraabdominellen Verletzungen durch ein stumpfes Bauchtrauma nur in etwa 2–3% der Fälle mit Perforationen des Dickdarms konfrontiert.

In den USA richten sich die Behandlungsprinzipien auch heute noch vielfach nach den Erfahrungen aus dem 2. Weltkrieg. Die damals routinemäßig durchgeführte Vorverlagerung des verletzten Darmabschnitts vor die Bauchdecken oder die „Exteriorisation" der primär übernähten Verletzung aus der Bauchhöhle nach außen hatte zusammen mit dem schnelleren Transport der Verletzten in ein Lazarett und dem Beginn der Antibiotikaaera zu einer drastischen Senkung der Mortalität von vorher 67% auf ungefähr 15% geführt [17, 155].

Abcarian [1], Barwick u. Schoffstall [17], Kirkpatrick [138], Lou et al. [158], Samrouhi et al. [205] und Thompson u. Moore [234] übernahmen dieses Behandlungskonzept für die Versorgung ähnlicher Verletzungen im „zivilen" Bereich unserer Zeit. Sie berichten über eine Heilung der exteriorisierten Naht bei 50–73%, die in einem Zweiteingriff nach 10–14 Tagen in die Bauchhöhle zurückverlegt werden konnte. Komplikationen durch eine Sepsis oder mechanische Obstruktion werden bei ca. 30% angegeben. Erforderte das Ausmaß der Verletzung eine Segmentresektion, wurde fast nie eine sofortige Anastomosierung gewagt.

Zu ganz anderen Resultaten nach Exteriorisation von übernähten Kolonwunden kamen Schrock u. Christensen [213] sowie Thigpen et al. [233]. 79–100% diese Nähte wurden insuffizient, gegenüber nur 3% der Übernähungen, die intraperitoreal belassen wurden. Die Dauer des Krankenhausaufenthalts war nach Exteriorisation 3- bis 4mal länger. Wurde durch das Ausmaß der Verletzung eine Segmentresektion notwendig, haben Schrock u. Christensen [213] prinzipiell nur im Bereich des Colon ascendens eine primäre Anastomosierung durchgeführt. Nach ihrer Ansicht verbietet sich eine primäre Anastomose am linksseitigen Kolon angesichts klinischer Erfahrung und der experimentellen Arbeit Hawleys [96], der eine erhöhte Kollagenasekonzentration im linksseitigen Kolon fand und daraus eine erhöhte Gefahr des Nahtzusammenbruchs ableitete. Thompson et al. [235] fanden jedoch 11 Jahre später keine signifikanten Unterschiede bezüglich Mortalität und Morbidität, nachdem sie Verletzungen des rechten und linksseitigen Kolons gleich behandelt hatten.

Zu den Autoren, die die Kriegserfahrungen nicht routinemäßig auch für die Versorgung der Dickdarmverletzungen in Friedenszeiten übernommen haben, zählen neben Schrock noch Beall et al. [20], Grablowsky et al. [80], Locicero et al. [155], Pontius et al. [184] und Stone u. Fabian [229]. Sie behandelten ca. 50% der Kolonperforationen mit einer primären Naht ohne Exteriorisation und überwiegend ohne proximale Kolostomie. Im Vergleich zu den konservativen Verfahren fanden sie eine geringere Mortalität, weniger postoperative Komplikationen und kürzere Krankenhausaufenthalte.

Bei der Beurteilung dieser Ergebnisse muß man allerdings berücksichtigen, daß es sich um ausschließlich retrospektive Untersuchungen handelt, wobei auch Fälle aus den 20er und 30er Jahren mit in den Vergleich einbezogen wurden. Daß es sich bei den Fällen mit primärer Naht um ausgewähltes Krankengut mit den prognostisch günstigen Voraussetzungen handelt, wird von den Autoren aber selbst herausgestellt. Ihnen ging es letztlich nur darum, von einem starren Behandlungsschema wegzukommen und neue Wege aufzuzeigen.

Stone u. Fabian [229] haben, angeregt durch diese Arbeiten, 1979 erstmals in einer prospektiven randomisierten Studie die Resultate einer primären definitiven Versorgung durch Übernähung mit der Vorverlagerung der Wunde oder der Naht plus proximaler Dekompression verglichen. Die Kriterien, die zur Aufnahme in den klinischen Vergleich zwischen den 3 unterschiedlichen Behandlungsmethoden gefordert wurden, waren: Keine schwere präoperative Schocksymptomatik, der präoperative Blutverlust mußte geringer sein als 20% des geschätzten normalen Blutvolumens, es durften nicht mehr als 2 intraabdominelle Organsysteme verletzt sein, die fäkale Kontamination mußte gering sein, die Operation hatte innerhalb der 8-h-Grenze nach Verletzung zu erfolgen und schließlich durfte die Kolonläsion nicht so ausgedehnt sein, daß sie eine Resektion erforderte.

Von insgesamt 268 Patienten mit Kolonwunden wurden schließlich 139 Patienten in die 44 Monate dauernde Studie aufgenommen. Nach primärer definitiver Versorgung durch alleinige Übernähung war die Infektionsrate innerhalb der Inzision und besonders innerhalb der Bauchhöhle statistisch signifikant geringer als in den Vergleichgruppen. Ferner waren der Krankenhausaufenthalt kürzer, die Gesamtkosten geringer und die primäre Mortalität nicht höher. Zudem kam es noch in der Vergleichsgruppe zu einem Spättodesfall, unmittelbar nach Verschluß der Kolostomie. Die Autoren schlossen aus dieser Studie, daß die Sicherheit einer primären Übernähung bekräftigt werden konnte, und empfehlen sie als Methode der Wahl für die Zukunft, sofern bestimmte Kriterien erfüllt sind.

9.2 Vorgehen bei durch Abszeß und Perforationsperitonitis komplizierter Sigmadivertikulitis

Auch in dieser Notfallsituation bestehen in der Literatur unterschiedliche Ansichten bezüglich des optimalen Vorgehens.

Die alleinige Drainage unter Belassung des septischen Krankheitsherdes mit oder ohne zusätzliche proximale Kolostomie als erster operativer Schritt wird heute mehrheitlich abgelehnt [5, 29, 86, 140, 243], und es wird ihr nur noch von Killingback [136] eine gewisse Berechtigung in der kritischsten Situation eingeräumt.

Als das sicherste Verfahren gilt gemeinhin das nach Hartmann benannte zweizeitige Vorgehen mit Resektion des septischen Herdes unter Verzicht auf eine sofortige Wiederherstellung der Kontinuität [136, 140, 240, 243].

Schon in den 60er Jahren haben Madden [161] und Madden und Tan [162], Nadjafi u. Allgöwer [167] und Ryan [202] im eigenen Krankengut letztendlich eine höhere Gesamtmortalität und Morbidität nach drei- und zweizeitigem Vorgehen gegenüber der Resektion mit primärer Anastomosierung festgestellt. In den letzten Jahren nimmt die Zahl der Autoren zu, die aufgrund ebenfalls besserer eigener Resultate im Vergleich das einzeitige Vorgehen propagieren [29, 59, 86, 170, 236]. Killingback [136] räumt der primären Kontinuitätswiederherstellung aber auch heute noch keinen oder nur einen geringen Platz bei Notfalloperationen ein. Seine Argumente dafür sind weniger die Verlängerung der Operationszeit als die Tatsache, daß die meisten dieser Notfalleingriffe in der Regel nicht vom erfahrenen „colonrectal surgeon", sondern von nichtspezialisierten Chirurgen des Notfallteams ausgeführt werden.

9.3 Vorgehen beim obturierenden Kolonkarzinom

Die chirurgische Problematik dieser Situation soll nur kurz anhand der Erfahrungen von 3 Autoren angeschnitten werden.

Gegenüber dem einzeitigen Verfahren fanden Kummer et al. [142] bei zwei- oder dreizeitigem Vorgehen zur Behandlung von Sigma- und Rektumkarzinomen die geringe Mortalität von 1,5% versus 9,4% bei einer Nahtinsuffizienzrate von 32,3% nach primärer Resektion und Anastomosierung.

Fielding u. Wells [61] berichten über eine höhere Frühletalität nach einzeitigem Vorgehen, konnten aber eine wesentlich bessere Fünfjahresüberlebenszeit erzielen im Vergleich mit den zweizeitig operierten Patienten.

Wedell et al. [246] befürworteten 1983 anhand der günstigen Ergebnisse einer kleinen Serie von 12 Patienten im Vergleich mit Literaturangaben zum mehrzeitigen Vorgehen auch beim obturierenden linksseitigen Kolonkarzinom die notfallmäßige ausgedehnte Kolektomie mit primärer Anastomose des Ileums mit dem Sigma oder dem Rektum.

10 Schlußfolgerungen

Wie soll sich der Chirurg in der zuvor skizzierten Notfallsituation verhalten? Kann er angesichts der bisherigen klinischen und experimentellen Erfahrungen überhaupt eine Heilung der primär durchgeführten Anastomose bei etablierter fäkaler oder Durchwandungersperitonitis erwarten? Diese Frage war Anlaß zur eigenen experimentellen Arbeit.

Es ist uns klar, daß die Resultate dieser Arbeit prinzipiell nur für das von uns untersuchte Tier, die Ratte, gelten.

Bei diesem Tier fanden sich zwar 3 Anastomoseninsuffizienzen am 5. postoperativen Tag, aber alle am 14. und 21. Tag untersuchten Anastomosen waren geheilt, auch beim Vorliegen einer diffusen Peritonitis oder Abszedierung in der unmittelbaren Nachbarschaft der Anastomose.

Der Gedanke liegt nahe, die experimentell gewonnenen Erfahrungen auf den Menschen zu übertragen, zumal spezielle Nahttechniken und die Vorzüge bestimmter Nahtmaterialien vom Rattenkolon mit Erfolg auf den menschlichen Dickdarm übernommen wurden [8, 105, 174].

Persönlich ziehen wir aus unseren Untersuchungen folgende Schlüsse:

1. Die Peritonitis führt nicht zwangsläufig zum Nahtzusammenbruch, unter der Voraussetzung, daß die Durchblutung der Darmränder erhalten bleibt, die Naht ohne Spannung angelegt wird und ohne technische Fehler erfolgt.

2. Ungünstige systemische Faktoren (s. Teil I, Abschn. 4.3) scheinen eher zur Nahtinsuffizienz beizutragen als der lokale Schadensfaktor, die Peritonitis.

3. Eine primäre Anastomosierung bei etablierter Peritonitis ist bei individueller Einschätzung des Einzelfalls angesichts chirurgischer und interdisziplinärer Fortschritte vertretbar.

So haben Untersuchungen der letzten Jahre gezeigt, daß auch eine ausschließlich perioperative, systemische Applikation neuerer Antibiotika mit Wirksamkeit gegen aerobe und anaerobe Keime das Auftreten septischer Komplikationen nach Kolonoperationen deutlich verminderte [3, 4, 37, 87, 103, 111, 126, 132, 157, 228].

Die postoperative systemische Antibiotikagabe kann die früher präoperativ für unbedingt notwendig erachtete mehrtägige orale Gabe von nicht oder schwer resorbierbaren Antibiotika, wie Neomycin, Erythromycin oder Kanamycin, zur Keimreduktion [14, 16, 42, 43, 44, 160, 185, 198, 210] ersetzen und ist damit auch in der Notfallsituation anwendbar.

Jostarndt et al. [126] konnten nach systemischer Antibiotikagabe bei Elektiveingriffen sogar einen Trend zur Verringerung der Häufigkeit der Anastomoseninsuffizienzen feststellen.

Dudley et al. [50] und Thow [236] haben Methoden der geschlossenen orthograden Darmspülung angegeben, die noch intraoperativ eine mechanische Reinigung des Darmlumens erlauben.

Diese Maßnahmen und die Möglichkeiten der Intensivmedizin erweitern die Indikation zur primären definitiven Sanierung von Erkrankungen oder Verletzungen des Kolons auch in der Akutsituation.

Teil V. Zusammenfassung

„Bei etablierter, eitriger Peritonitis ist eine primäre Dickdarmanastomose zur sofortigen Wiederherstellung der Kontinuität wegen des zu erwartenden Nahtzusammenbruchs kontraindiziert."

Besteht dieses chirurgische „Dogma" zu Recht?

Dazu wurde der Einfluß einer fäkalen, bakteriellen Peritonitis auf die Heilung von Dickdarmanastomosen untersucht.

Bei 94 Ratten wurde mikrochirurgisch am Colon descendens eine einreihige End-zu-End-Anastomose 24 h nach Induktion der Peritonitis durchgeführt. Der Nachweis der eitrigen intraabdominellen Entzündung zum Zeitpunkt der Anastomosierung erfolgte makroskopisch, histologisch und mit mikrobiologischen Methoden.

94 Ratten mit identischen Anastomosen ohne Peritonitis dienten als Kontrolltiere.

Vergleichskriterien der Anastomosenheilung in beiden Gruppen waren:
1. die Mortalität und die Morbidität,
2. der makroskopische Aspekt der Anastomosen,
3. der histomorphologische Befund nach Färbung der Präparate mit Hämatoxylineosin und nach van Gieson,
4. der vaskuläre Durchbau der Anastomosen im Mikroangiogramm,
5. das radiologische Bild der Anastomosen in Bezug auf Stenosierung und Kontrastmittelextravasation und
6. die Reißfestigkeit der Anastomose.

Es zeigte sich, daß
1. die Kontrollgruppe eine Mortalität und Morbidität von 0% hatte;
2. bis auf 3 Insuffizienzien (und einem vorzeitigen, ungeklärten Todesfall) 90 Anastomosen bei Peritonitis zum Untersuchungszeitpunkt intakt waren, auch wenn sich Makroabszesse in ihrer Nachbarschaft oder im gesamten übrigen Bauchraum entwickelt hatten;
3. histologisch am 1., 3, und 5. postoperativen Tag eine Verzögerung des Heilungsfortschrittes in der Anastomose durch die Peritonitis vorhanden war. Am 8. und 14. postoperativen Tag unterschieden sich beide Gruppe nur noch durch die Größe der submukösen Narbenzone. Am 21. postoperativen Tag, nach 3 und 6 Monaten waren keine Unterschiede mehr erkennbar;
4. mikroangiographisch in beiden Gruppen erstmals die erstaunlich früh beginnende Gefäßüberbrückung des Anastomosenspalts bereits 24 h nach der Naht nachzuweisen war;
5. die Kontrastdarstellung der Anastomose, abgesehen von einem einzigen Tier der Peritonitisgruppe, keine radiologisch erkennbaren Nachteile der Anastomosierung unter den Bedingungen der Peritonitis ergab;
6. im statistischen Vergleich beider Gruppen die Bestimmung der Reißfestigkeit der Anastomose am 6. und 12. postoperativen Tag keine signifikanten Unterschiede erkennen ließ.

Somit ist experimentell ein deletärer Einfluß der eitrigen Peritonitis auf die Heilung von Anastomosen am linksseitigen Rattenkolon nicht zu bestätigen.

Übertragen auf den Menschen ist eine primäre Anastomosierung bei vorbestehender Peritonitis nicht von vornherein zum Scheitern verurteilt. Die Heilung einer Dickdarmanastomose kann auch unter dem Einfluß des lokalen Schadenfaktors Peritonitis erwartet werden, sofern die Naht unter Beachtung bewährter chirurgisch-technischer Prinzipien subtil durchgeführt wird.

Der im Tierexperiment nachgewiesene günstige Heilungsverlauf von Kolonanastomosen trotz bestehender Peritonitis empfiehlt zwangsläufig, auch in der Klinik eine primäre, definitive Versorgung bei der notfallmäßigen Erstoperation von Kolonverletzungen und Perforationen bei malignen und entzündlichen Erkrankungen anzustreben. Verständlicherweise nicht aus Prinzip, sondern abgestimmt auf den Einzelfall. Die Indikation zur definitiven Sanierung oder zum zweizeitigen Vorgehen wird erst intraoperativ gestellt unter Berücksichtigung des Lokalbefunds und Beurteilung der individuellen lokalen und systemischen Risikofaktoren (s. Teil I, Kap. 4.3).

Seit Beendigung der experimentellen Arbeit wurde bei 37 Patienten eine Dickdarmnaht oder eine Kontinuitätsresektion als Ersteingriff nach Perforationen mit lokaler oder diffuser Peritonitis durchgeführt.

Die Übernähung oder Anastomosierung erfolgte mit einheitlicher Technik. Verwendet wurde eine einreihige seromuskuläre, extramuköse, aber die Submukosa mitfassende Einzelkopfnaht auf Stoß vom Typ Gambee. Nur 3mal wurden Anastomosen im rektosigmoidalen Übergang maschinell mit zirkulären Klammernahtgeräten erstellt. Alle Patienten erhielten sofort nach Diagnosestellung vor Operationsbeginn eine systemische Antibiotikatherapie, gerichtet gegen gramnegative und anaerobe Bakterien. Intravasale Volumendefizite wurden unter Kontrolle des zentralvenösen Drucks mit Ringer-Laktatinfusionen korrigiert.

1 Ursache der Perforation

Die Patienten setzen sich bezüglich der Perforationsätiologie aus 2 unterschiedlichen Gruppen zusammen. 21 Patienten erlitten eine iatrogene oder traumatisch bedingte Dickdarmperforation, während es bei 16 Patienten im Gefolge von benignen oder malignen Dickdarmerkrankungen zur freien Perforation kam.

Ursache der Perforation

Iatrogen	15 Patienten
Traumatisch	6 Patienten
Karzinom	2 Patienten
Morbus Crohn	1 Patient
Colitis ulcerosa	1 Patient
Diveritikulitis	6 Patienten
Pseudoobstruktion	4 Patienten
Kotsteine	2 Patienten

100

Lokalisation der Perforation

Retrosigmoidaler Übergang	8 Patienten
Sigma	15 Patienten
Colon descendens	4 Patienten
Colon transversum	5 Patienten
Zökum und Aszendens	5 Patienten

11 der 15 iatrogenen Perforationen ereigneten sich während einer diagnostischen oder therapeutischen Koloskopie zur Abtragung großer Polypen.

Bei 3 stenosierenden Karzinomen und einem Divertikulitistumor lagen die bis zu 7 cm langen Darmwandeinrisse aboral des Tumors im rektosigmoidalen Übergang.

3 iatrogene Perforationen wurden durch Katheterpenetration bei Spüleinläufen von rektal (Abb. 95 und 96) oder durch einen endständigen Sigmaanus verusacht. Einmal führte der Versuch, ein computertomographisch nachgewiesenes, großes intraabdominelles Hämatom perkutan mit einem großlumigen Drain zu evakuieren, zur Durchspießung der linken Kolonflexur.

3 der 6 nicht iatrogenen Kolonverletzungen sahen wir im Rahmen des stumpfen Bauchtraumas mit Beckenfrakturen und weiteren intraabdominellen Verletzungen an Leber, Milz oder dem linksseitigen Zwerchfell.

3 Durchschüsse und ein Messerstich bildeten die kleine Gruppe der penetrierenden Verletzungen und trafen jeweils das Colon transversum.

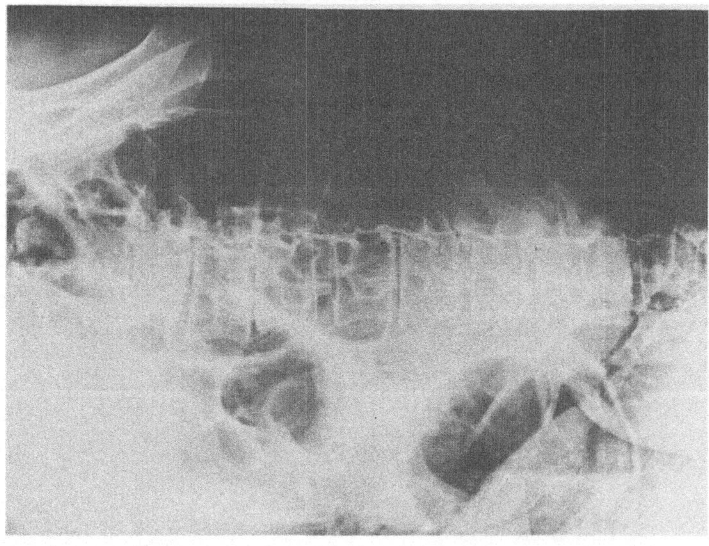

Abb. 95. Abdomenleeraufnahme bei auf der Seite liegendem Patienten: viel freie Luft im oberen Bildabschnitt

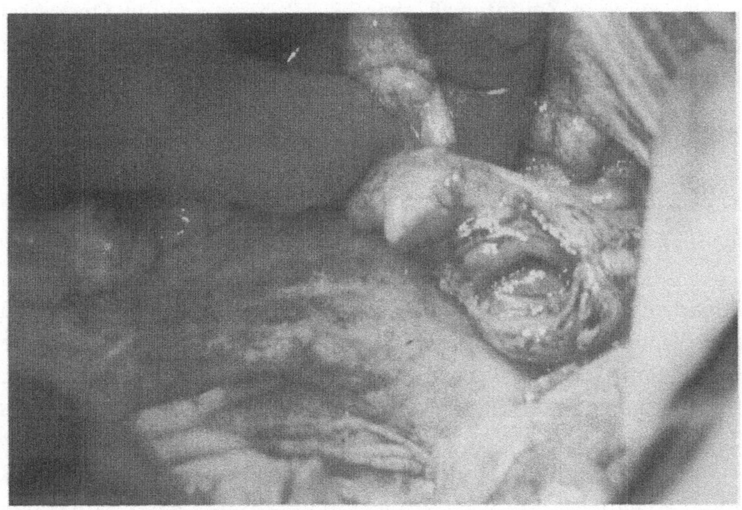

Abb. 96. Zugehöriger Operationsbefund: semizirkuläre Perforation der Sigmavorderwand mit diffuser Peritonitits

2 Operationsindikation und Operationszeitpunkt

Die Indikation zur Notfallaparotomie wurde bei fast allen Patienten — ausgenommen bei Schuß- und Stichwunden — in erster Linie wegen akut einsetzender und dann anhaltender abdomineller Schmerzen mit klinischen Zeichen beginnender oder bereits etablierter Peritonitis gestellt. In 2/3 der Fälle ließ sich die Verdachtsdiagnose durch den Nachweis von freier Luft auf der Abdomenleeraufnahme bestätigen. Die genaue Lokalisation der Perforation wurde präoperativ bei 8 Patienten durch rektalen Einlauf eines wasserlöslichen Kontrastmittels anhand des Austritts aus dem Dickdarmlumen bestimmt.

Aufgrund eindeutiger klinischer und röntgenologischer Zeichen betrug das Intervall zwischen Eintritt der Perforation und dem Operationsbeginn bei 33 der insgesamt 37 Patienten weniger als 6 h. Berücksichtigt werden muß dabei, daß die 3 Kolonverletzungen durch ein stumpfes Bauchtrauma eher zufällig frühzeitig entdeckt wurden, weil allein die positive Abdominallavage bei zusätzlichen Leber- und Milzverletzungen die Notfallaparotomie indiziert hatte.

Zwei Tage nicht erkannt wurden Perforationen nach rektalem Spüleinlauf in 2 Fällen, und sicher nicht frühzeitig erkannt wurden die 2 Perforationen durch Kotsteine. Bei einem Patienten wurde eine Sigmaperforation bei Divertikulitis rasch erkannt, doch war die in einer auswärtigen Klinik erfolgte Erstoperation in Form einer alleinigen Drainage der Perforationsstelle sowie Absaugung des gestauten Dünndarms durch eine Enterotomie inadäquat. Da die Ursache der Peritonitis nicht beseitigt wurde, entwickelte sich eine schwere abdominelle Sepsis, die eine Verlegung in unsere Klinik veranlaßte. Einen Tag später, 15 Tage nach der Perforation, erfolgte die notwendige Reoperation.

Das kürzeste Zeitintervall zwischen Perforation und Operation ergab sich nach den durch eine Koloskopie verursachten Verletzungen, die alle innerhalb von 3 h operiert wurden.

3 Operationstaktik beim Notfalleingriff

Zunächst wird, anstelle von nur einer Abstrichentnahme mit Wattestäbchen aus der Perforationsöffnung, genügend flüssiges Material aus dem immer vorhandenen Peritonealexsudat in eine Spritze aspiriert und zur Direktfärbung sowie zur späteren bakteriologischen Keimartuntersuchung und Resistenzbestimmung unmittelbar dem Labor zugesandt. Danach folgt die ausgiebige Spülung der gesamten Bauchhöhle mit mehreren Litern körperwarmer Ringerlösung und die Entfernung von noch abziehbaren fibrinös-eitrigen Belägen und Stuhlbestandteilen. Je nach Ursache und Ausmaß der Perforation wird intraoperativ die Indikation zur alleinigen Übernähung der Darmwandläsion oder zur Resektion gestellt. Eine Übernähung der Kolonwunde ist nur dann vertretbar, wenn die Naht spannungslos und ohne Lumeneinengung ausgeführt werden kann und vor allem, wenn kein Grundleiden zurückbleibt, das unbedingt eine Resektion erfordert. Die alleinige Drainage, ggf. mit Übernähung der Perforation und proximaler Kotableitung unter Belassung des septischen Herdes, erscheint uns als nicht ausreichendes und sogar gefährliches operatives Vorgehen in der Akutsituation.

Grundsätzlich sollte der septische Herd durch Resektion entfernt werden. Eine sofortige Wiederherstellung der Kontinuität bleibt dann der Erfahrung des Operateurs überlassen. Voraussetzung für eine ungestörte Anastomosenheilung beim Infekt ist die Ausdehnung der Resektion bis zu gesunden, gut durchbluteten Wandabschnitten und die spannungslose Vereinigung der Darmränder, die am linksseitigen Kolon in der Regel die vorgängige Mobilisierung der linken Flexur notwendig macht. Gerade im infizierten Milieu muß die Anastomose sofort gas- und flüssigkeitsdicht sein. Dies wird intraoperativ durch Instillation von Kochsalzlösung oder Luft geprüft. Nach nochmaliger Spülung der Bauchhöhle legen wir eine Penrose-Drainage in die Nähe, aber nicht an die Anastomose. Die Drainage vermag keine Nahtinsuffizienz zu verhindern, läßt eine solche aber frühzeitig am austretenden Sekret erkennen und verhindert oft eine diffuse Ausbreitung von Darminhalt in die Bauchhöhle.

4 Operationsverfahren (n = 37)

Bei allen Patienten erfolgte entweder eine primäre Naht oder eine Kontinuitätsresektion mit End-zu-End-Anastomosierung. Die Vorlagerung der Verletzungsstelle vor die Bauchdecken oder die Exteriorisation des übernähten Perforationsabschnittes sowie die alleinige Drainage mit proximaler Kolostomie wurde nicht durchgeführt. Postoperativ wurden alle Anastomosen, die intraoperativ durch Metallclips markiert worden waren, zwischen dem 6. und 12. Tag nach der Operation radiologisch dargestellt.

Versorgung der iatrogenen Perforationen (n = 15)

7 Übernähungen
8 Kontinuitätsresektionen
   (3 anteriore Resektionen,
    4 Sigmasegmentresektionen,
    1 Hemikolektomie rechts) und
2 Entlastungszökostomien

Versorgung der traumatischen Perforationen (n = 6)

6 Kontinuitätsresektionen
   (3 Sigma-,
    3 Transversumsegmentresektionen)

Versorgung der Spontanperforation bei kolorektalen Erkrankungen (n = 16)

 4 Übernähungen und Zökostomien
12 Kontinuitätsresektionen
    (4 Hemikolektomien rechts,
      2 Kolektomien mit ileorektalen Anastomosen,
      2 anteriore Resektionen,
      4 Sigmasegmentresektionen)

5 Morbidität und Mortalität

a) In der Gruppe der iatrogenen Perforationen (n = 15) zeigte sich radiologisch eine 1,5 cm
   lange Fistel nach Sigmasegmentresektion ohne klinische Relevanz. Nach Hemikolektomie
   rechts und primärer Dünndarmschienung mit Dennis-Sonde bei Verwachsungsbauch
   wurde bei einem Patienten 14 Tage postoperativ ein subfaszialer Abszeß perkutan unter
   sonographischer Kontrolle drainiert. Bei einem Durchschnittsalter von 67 Jahren betrug
   die Mortalität 0%.
b) Nach traumatischer Perforation (n = 6) war der Verlauf bei 5 Patienten komplikations-
   los. Ein 85jähriger Patient starb nach Suizidversuch durch Gewehrschuß, der das Colon
   transversum, das linke Zwerchfell und den linken Lungenlappen penetriert hatte, an
   einer Pneumonie der linken Lunge am 6. postoperativen Tag. Bei der Autopsie erwies
   sich die Anastomose nach Segmentresektion des Colon transversum als intakt.
c) Nach Versorgung der 16 Perforationen bei unterschiedlichen Erkrankungen des Dickdarms kam es in keinem Fall zu einer Nahtinsuffizienz. Es verstarben aber 3 über 70
   Jahre alte Patienten. Ein Patient nach Hemikolektomie rechts wegen eines perforierten
   Karzinoms an respiratorischem Versagen bei chronisch obstruktiver Lungenerkrankung
   und 2 Patienten mit Perforationen im Kotsteinileus 2 bzw. 4 Wochen postoperativ.
   Todesursache war einmal eine profuse Magenblutung aus multiplen Erosionen. Beim

104

anderen Patienten mit vorübergehender Niereninsuffizienz und 2maliger operativer Re-
intervention wegen abdomineller Abszesse blieb die Todesursache ungeklärt, da die
Sektion von den Angehörigen verweigert wurde.

6 Schlußfolgerung

Trotz der Inhomogenität des eigenen Krankenguts in bezug auf das Patientenalter, die
Ätiologie und Lokalisation sowie der Begleiterkrankungen sprechen die bisherigen Ergebnisse mit nur einer, klinisch nicht in Erscheinung tretenden, radiologisch nachweisbaren
Nahtinsuffizienz für das Konzept der definitiven Primärversorgung in der Akutsituation
perforierender Verletzungen und Erkrankungen des Kolons.

Die günstigste Prognose hatten in unserem Krankengut die iatrogenen Verletzungen,
weil sie in der Regel sofort erkannt werden und die Frühoperation eine drohende generalisierte Sepsis mit endotoxin-bedingtem Multiorganversagen verhindert.

Auch bei den Perforationen infolge kolorektaler Erkrankungen hat sich die resezierende
Therapie durch Ausschaltung des Sepsisherdes bewährt, und die sofortige Wiederherstellung
der Kontinuität ist in vielen Fällen trotz der Peritonitis vertretbar. Die Anwendung peranal
eingeführter Klammernahtgeräte erleichtert die Anastomosierung nach anteriorer Resektion
in der Tiefe des Beckens und verkürzt die Operationszeit. Daß selbst bei einer 14 Tage
lang bestehenden Peritonitis mit intraabdominellen Abszessen, Fisteln und Ileus eine
Kontinuitätsresektion an Dick- und Dünndarm mit komplikationslosem Verlauf durchgeführt werden kann, zeigt der Fall eines 46jährigen männlichen Patienten (Abb. 97–102).
Ursache der Peritonitis war eine freie Perforation des Sigmas bei Divertikulitis, die bei der
anderenorts erfolgten Erstoperation nur drainiert worden war, weil der Befund im kleinen
Becken als nicht resezierbar eingestuft wurde.

Kontrovers ist nach wie vor, nicht nur in den USA, die Diskussion über das optimale
operative Konzept bei der Erstbehandlung von Kolonverletzungen im Zivilleben.

Bei uns sind diesbezüglich Erfahrungen des einzelnen Chirurgen selbst in traumatolo-
gischen Zentren begrenzt, entstehen doch Kolonverletzungen nach übereinstimmenden
Angaben in der Literatur nur in etwa 2% der Fälle durch ein stumpfes Bauchtrauma.

Auch die in den USA sehr häufigen penetrierenden Kolonverletzungen nach Gewalt-
anwendung mit Schuß- und Stichwaffen, die dort mehr als 90% aller Dickdarmläsionen
verursachen, sind in der Bundesrepublik selten. Wir selbst behandelten z.B. nur 3 pene-
trierende Verletzungen, wovon 2 in suizidaler Absicht entstanden waren. Die geringe
Frequenz der penetrierenden Verletzungen ist natürlich in erster Linie erfreulich, doch
wenn sie hier zur Behandlung kommen, entsteht Unsicherheit infolge mangelnder Erfahrung in der Behandlung dieser Verletzungen.

Bezieht man sich bei der Operationsplanung und dem taktischen Vorgehen auf Publika-
tionen von amerikanischen Traumazentren, so neigt man dazu, der Mehrzahl der Empfehlungen zu folgen, die eine Ausleitung der verletzten Kolonwand als Kolostomie vorschlagen
oder allenfalls die Übernähung der Wunde mit anschließender Exteriorisation. Eine primäre
Naht, die Resektion oder gar eine primäre Anastomosierung wird fast einhellig abgelehnt.
Aus der Distanz ergibt sich allerdings der Eindruck, daß dieses in Kriegszeiten offenbar
„sichere Vorgehen" allzu einfach auf zivile Unfälle übertragen wurde.

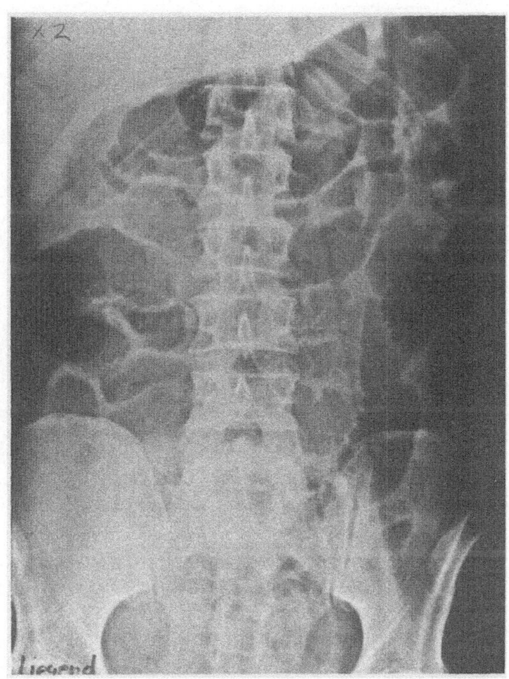

Abb. 97. Die Abdomenübersichtsaufnahme zeigt einen Dünn- und Dickdarmileus 14 Tage nach Drainage der Sigmaperforation

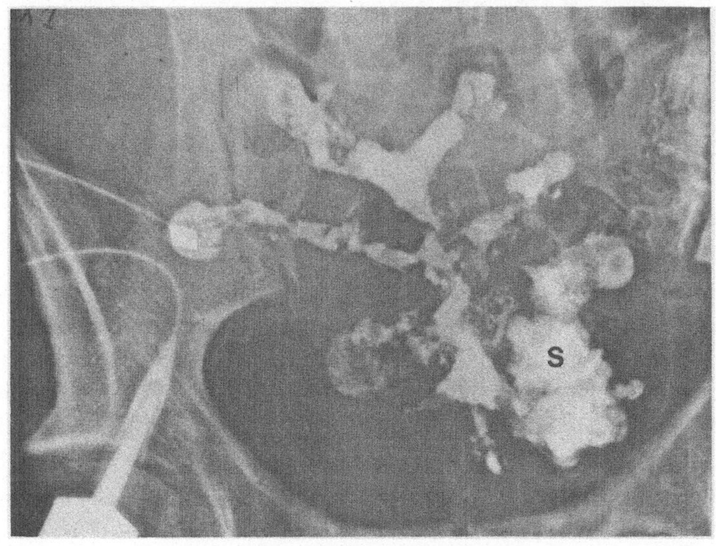

Abb. 98. Die Kontrastmittelfüllung einer äußeren Fistel stellt ein verzweigtes inneres Fistelsystem dar mit Verbindungen zu Dünndarmschlingen und dem perforierten Sigma (*S*)

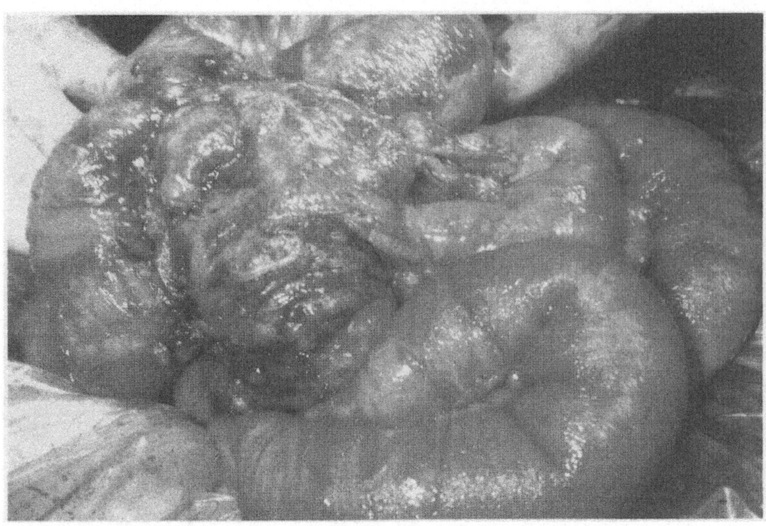

Abb. 99. Operationssitus: entzündlicher Konglomerattumor bestehend aus dem perforierten Sigma und distalen Ileumschlingen, oralwärts Dünndarmileus

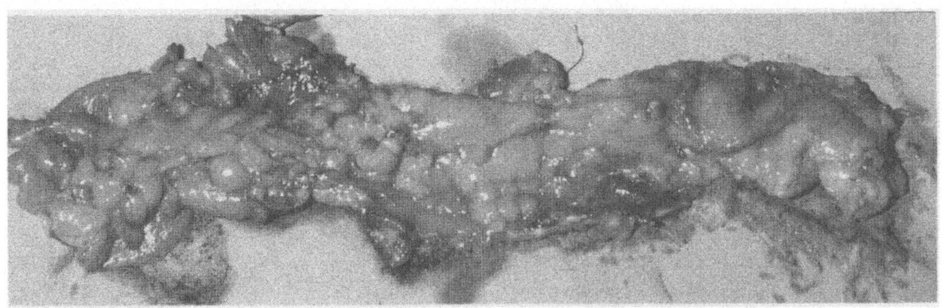

Abb. 100. Innenseite des 30 cm langen Sigmaresektats (die Kontinuität wurde durch maschinelle End-zu-End-Anastomose wiederhergestellt)

Letztere unterscheiden sich jedoch in vielfältiger Hinsicht von Kriegsverletzungen. Die Gewalteinwirkung ist geringer und die Verletzten werden rasch in ein Krankenhaus transportiert, in dem alle Möglichkeiten der differenzierten Akutdiagnostik und eine ständige Operationsbereitschaft bestehen. Fortschritte in Nahttechnik und Nahtmaterial, Anästhesie und präoperativen intensiv-medizinischen Maßnahmen sowie der Antibiotikatherapie sind als Unterschiede anzuführen.

Nach unserer Ansicht müßten diese doch gravierenden Unterschiede eine Änderung des therapeutischen Konzepts nach sich ziehen, hin zu einer primären Definitivversorgung der Kolonverletzungen.

Diese Ansicht wird unterstützt durch die experimentellen Untersuchungsergebnisse des Heilungsverlaufs von Anastomosen am Kolon der Ratte bei etablierter Peritonitis in einer Versuchsanordnung, die mit Eröffnung von 2/3 der Zirkumferenz der Dickdarmwand, der

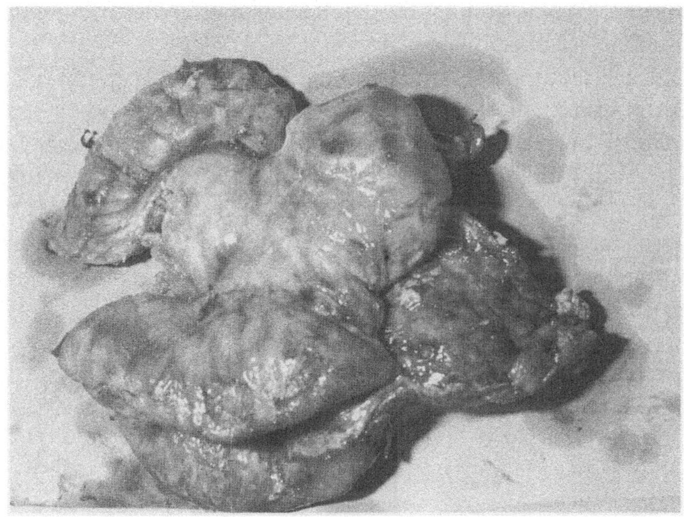

Abb. 101. 60 cm langes Ileumresektat mit entzündlicher Destruktion der Darmwände, Fisteln und Stenosen (manuelle End-zu-End-Anastomose 20 cm vor der Bauhin-Klappe)

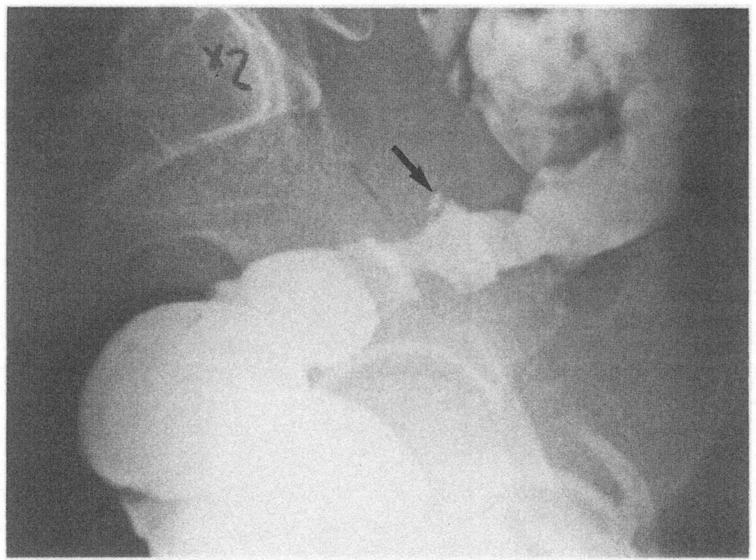

Abb. 102. Röntgenkontrolle der Anastomose am 10. postoperativen Tag. Der *Pfeil* zeigt auf die mit einem Metallclip markierte, gut durchgängige und suffiziente Anastomose

lokalen Blutung und der fäkalen Kontamination der Bauchhöhle einer Kolonverletzung mit ihren Folgen entspricht.

Die bisherigen klinischen Ergebnisse nach allerdings nur 6 Resektionen bei traumatischen Perforationen des Dickdarms mit primären Anastomosen ohne Nahtinsuffizienz sind ein weiteres Argument. Hinzu kommt, daß kürzlich erstmals auch in der amerikanischen Literatur [36a] das vorgestellte Konzept der Primärversorgung uneingeschränkt befürwortet wird. Ihre Erfahrungen nach 797 operierten penetrierenden Kolonverletzungen fassen die Autoren aus Houston so zusammen: Der „primary repair" ist mit einer minimalen Morbidität und Mortalität verbunden und sollte der Hauptstützpfeiler in der Behandlung ziviler Kolonverletzungen sein.

Literatur

1. Abcarian H, Lowe R (1978) Colon and rectal trauma. Surg Clin North Am 58:519–537
2. Abramowitz HB, McAlister WH (1969) A comparative study of small-bowel anastomoses by angiography and microangiography. Surgery 66:564–569
3. Aeberhard P, Casey PA (1983) Reoperation for postoperative intraabdominal sepsis. Huber, Bern
4. Aeberhard P, Flückiger M, Berger J, Nowak A (1981) Antibiotische Darmvorbereitung oder perioperative parenterale Abschirmung bei Coloneingriffen? Langenbecks Arch Chir 353:233–240
4a. Albert E (1881) Zur Kasuistik der Dünndarmresektionen. Wien Med Presse 22:517–521
5. Allgöwer M, Hasse J, Herzog B (1971) Colonresektionen. Chirurg 42:1–10
6. Anders A, Bodemann T, Baer U, Bauknecht KJ, Lawerenz JU (1981) Eignen sich Fibrinklebung und Kollagenvlies zur zusätzlichen Nahtsicherung von Colonanastomosen? Langenbecks Arch Chir 98:175–180
7. Androsov PI (1970) Experience in the application of the instrumental mechanical suture in surgery of the stomach and rectum. Acta Chir Scand 136:57–63
8. Arbogast B, Gay B, Höcht B (1978) Der Einfluß des Nahtmaterials auf die mechanische Belastbarkeit von Darmanastomosen. Chirurg 49:640–644
9. Artz CP, Barnett WO, Grogan JB (1962) Further studies concerning the pathogenesis and treatment of peritonitits. Ann Surg 155:756–767
10. Ascherl R, Scherer M, Stemberger A, Weichenmeier I, Blümel G (1984) Zusätzliche Nahtsicherung am Kolon mit verschiedenen Techniken der Fibrinklebung – Experimentelle Untersuchungen an der Ratte. In: Scheele J (Hrsg) Fibrinklebung. Springer, Berlin Heidelberg New York Tokyo
11. Athanasiadis S, Girona J, Gandji D, Lufti T (1982) Die Bedeutung der Nahttechnik in der Dickdarmchirurgie. In: Thiede A, Hamelmann H (Hrsg) Moderne Nahtmaterialien und Nahttechniken in der Chirurgie. Springer, Berlin Heidelberg New York
12. Baer U, Bauknecht KJ, Souchon R, Viebahn C (1983) Untersuchungen über die Anastomosenheilung am bestrahlten Kolon. III. Mikroangiographische Untersuchungen. Strahlentherapie 159:695–702
13. Bailey HR, LaVoo JW, Max E, Smith KW, Butts DR, Hampton JM (1984) Single-layer polypropylene colonrectal anastomosis. Experience with 100 cases. Dis Colon Rectum 27:19–23
14. Barker K, Graham NG, Mason MC, DeDombal FT, Goligher JC (1971) The relative significance of reoperative oral antibiotics, mechanical bowel preparation, and preoperative peritoneal contamination in the avoidance of sepsis after radical surgery for ulcerative colitis and Crohn's disease of the large bowel. Br J Surg 58:270–273
15. Bartlett JG, Onderdonk AB, Louie T, Kasper DL, Gorbach SL (1978) A review. Lessons from an animal model of intra-abdominal sepsis. Arch Surg 113:853–857
16. Bartlett JG, Condon RE, Gorbach SL, Clarke JS, Nichols RL, Ochi S (1978) Veterans administration cooperative study on bowel preparation for elective colonrectal operations: Impact of oral antibiotic regimen on colonic flora, wound irrigation cultures and bacteriology of septic complications. Ann Surg 188:249–254
17. Barwick WJ, Schoffstall RO (1978) Routine exteriorization in the treatment of civilian colon injuries: A reappraisal. Am Surg 44:716–722

18. Bary SV von, Kortmann H, Billing A (1978) Experimentelle Untersuchungen der enzymatischen Aktivität des Dickdarms. Langenbecks Arch Chir (Suppl) Chir Forum 47:51

19. Beahrs OH (1967) Complications of colonic surgery. Surg Clin North Am 47:983–988

20. Beall AC, Bricker DL, Alessi FJ, Whisennand HH, DeBakey ME (1971) Surgical considerations in the management of civilian colon injuries. Ann Surg 173:971–978

21. Becker H, Probst M, Ungeheuer E (1979) Erhöht die einzeitige Colon- oder Rectum-Resektion ohne protektive Colostomie die postoperative Komplikationsrate? Chirurg 50:244–248

22. Becker H, Probst M, Ungeheuer E (1980) Die einzeitige Kolon- und Rektumresektion ohne protektive Kolostomie – ein sicheres Operationsverfahren. Zentralbl Chir 105: 817–824

23. Bellmann S (1953) Microangiography. Acta Radiol (Suppl) (Stockh) 102

24. Berman IR, Grosfeld JL, Adelman BA, Rapp RJ, Metz SC, Iliescu H (1974) Influence of local and systemic factors on survival with fecal peritonitits. Surg Forum 25:367–369

25. Bierens de Haan B, Ellis H, Wilks M (1974) The role of infection on wound healing. Surg Gynecol Obstet 138:693–700

26. Blomstedt B, Österberg B (1982) Physical properties of suture materials which influence wound infection. In: Thiede A, Hamelmann H (Hrsg) Moderne Nahtmaterialien und Nahttechniken in der Chirurgie. Springer, Berlin Heidelberg New York

27. Bolton JS, Bornside GH, Cohn I (1979) Intraperitoneal povidone-iodine in experimental canine and murine peritonitits. Am J Surg 137:780–785

28. Borgström S, Sandberg N (1966) Healing of colon anastomoses: An experimental study in the rabbit. Ann Surg 151:186–192

29. Boumghar M (1981) Place de la resection-anastomose dans le traitment des sigmoidites perforees. Helv Chir Acta 48:787–788

30. Boury G, Daloubeix H, Gallard PY et al. (1979) Sutures intestinales experimentales. Etude comparative. Ann Chir 33:275–282

31. Brolin J, Lahnborg G, Nord CE (1984) The effect of one prophylactic dosage of antibiotics on experimentally induced lethal intraabdominal sepsis. Acta Chir Scand 150: 239–244

32. Browne MK, Leslie GB (1976) Animal models of peritonitits. Surg Gynecol Obstet 143:738–740

33. Bubrick MP, Lundeen JW, Hitchcock CR (1981) A comparative readiographic study of a low anterior colon anastomoses in dogs. Surgery 89:454–459

34. Bubrick MP, Rolfsmeyer ES, Schauer RM, Feeney DA, Johnston GR, Strom RL, Hitchcock CR (1982) Effects of high-dose and low-dose preoperative irradiation on low anterior anastomoses in dogs. Dis Colon Rectum 25:406–415

35. Buchin R, Van Geertruyden J (1960) Valeur comparee des sutures intestinales en un plan et en deux plans: Etude experimentale et clinique. Acta Chir Belg 6:461–480

36. Bucknall TE, Teare L, Ellis H (1983) The choice of a suture to close abdominal incisions. Eur Surg Res 15:59–66

36a. Burch JM, Brock JC, Gevirtzman L, Feliciano DV, Mattox KL, Jordan GL, DeBakey ME (1986) The injured colon. Ann Surg 203:701–710

37. Burdon DW, Path MRC (1982) Principles of antimicrobial prophylaxis. World J Surg 6:262–267

38. Burleson RL, Johnson MC, Head H (1973) Scintigraphic demonstration of experimental abscesses with intravenous Ca citrate and Ca lebeled blood leukocytes. Ann Surg 178:446–451

38a. Czerny V von (1880) Zur Darmresektion. Berl Klin Wochenschr 17:637–646

39. Cerra F (1982) Symposium: Wounds and wound healing. Dis Colon Rectum 25:1–15

40. Chaudry IH, Wichterman KA, Baue AE (1979) Effect of sepsis on tissue adenine nucleotide levels. Surgery 85:205–211
41. Chlumsky V (1899) Experimentelle Untersuchungen über die verschiedenen Methoden der Darmvereinigung. Beitr Klin Chir 25:539–600
42. Cohn I (1970) Intestinal antisepsis. Surg Gynecol Obstet 130:1006–1014
43. Cohn I (1982) Progress in intestinal antisepsis – introduction. World J Surg 6:151–152
44. Condon RE (1982) Intestinal antisepsis: Reationale and results. World J Surg 6:182–187
45. Cronin K, Jackson DS, Dunphy JE (1968) Changing burstin strenth and collagen content of the healin colon. Surg Gynecol Obstet 126:747–753
46. Davis JH, Yull AB (1982) A possible toxic factor in abdominal injury. J Trauma 2:291–300
47. Davis JH, Yull AB (1964) A toxic factor in abdominal injury. II: The role of the red cell component. J Trauma 4:84–90
48. Deveney KE, Way LW (1977) Effect of different absorbable sutures on healing of gastrointestinal anastomoses. Am J Surg 133:86–94
49. Deysine M, Alonso D, Robinson R, Veith FJ (1967) Roentgenographic evaluation of experimental intraperitoneal abscess. Arch Surg 95:220–223
50. Dudley HAF, Radcliffe AG, McGeehan D (1980) Intraoperative irrigation of the colon to permit primary anastomosis. Br J Surg 67:80–81
51. Dunphy JE (1970) The cut gut. Am. J Surg 119:1–8
52. Eckert P, Schneider M, Naber M (1980) Beitrag zur Effektivität der Immunglobuline bei der experimentellen Peritonitis. Langenbecks Arch Chir 351:63–68
53. Ehrlich HP, Hunt TK (1968) Effects of cortisone and vitamin A on wound healing. Ann Surg 167:324–328
54. Eichfuss HP, Eckert P (1978) Nahttechnik und chirurgisches Nahtmaterial. Aktuel Chir 13:73–84
55. Eichfuss HP, Kremer B, Lierse W, Schreiber HW (1982) Chirurgische Nahtlager am Rumpfdarm. Aktuel Chir 17:25–27
56. Eichfuss HP, Kortmann KB, Kremer B, Schreiber HW (1982) Anatomische und funktionelle Grundlagen für die Wahl von Nahtmitteln und Techniken in der Chirurgie von Magen und Dünndarm. In: Thiede A, Hamelmann H (Hrsg) Moderne Nahtmaterialien und Nahttechniken in der Chirurgie. Springer, Berlin Heidelberg New York
57. Eriksson B (1982) Microangiographic pattern in the small intestine of the cat after irridation. Scand J Gastroenterol 17:887–895
58. Everett WG (1975) A comparison of one layer and two layer techniques for colorectal anastomosis. Br J Surg 62:135–140
59. Farkouh E, Hellou G, Allard M, Atlas H (1982) Resection and primary anastomosis for diverticulitis with perforation and peritonitis. Can J Surg 25:314–316
60. Ferulano GP, Danzi M, Abate S, Fresini A, Vanni L, Califano G (1984) Effects of CO_2 laser on the healing of experimental colon anastomoses. Eur Surg Res 16:127–130
61. Fielding LP, Wells BW (1974) Survival after primary and after staged resection for large bowel obstruction caused by cancer. Br J Surg 61:16–18
62. Fielding LP, Stewart-Brown S, Blesovsky L, Kearney G (1980) Anastomotic integrity after operations for lager-bowel cancer: A multicentre study. Br Med J 9:411–414
63. Filler RM, Sleeman HK (1967) Pathogenesis of peritonitis. I. The effect of Escherichia coli and hemoglobin on peritoneal absorption. Surgery 61:385–392
64. Filler RM, Sleeman HK, Hendry WS, Pulaski EJ (1966) Lethal factors in experimental peritonitis. Surgery 60:671–687
65. Flint LM, Beasley DJ, Richardson JD, Polk HC (1979) Topical povidone-iodine reduces mortality from bacterial peritonitis. J Surg Res 26:280–284

112

66. Flint LM, Calhoun JH, Anderson MD, Richardson JD (1982) Studies of peritoneal phagocytes as therapy for fecal peritonitis. J Surg Res 30:154–158
67. Fraser I (1982) An historical perspective on mechanical aids in intestinal anastomosis. Surg Gynecol Obstet 155:566–574
68. Frey R (1895) Über die Technik der Darmnaht. Beitr Klin Chir 14:1–136
69. Frik W, Persch WF (1969) Der Einfluß des Kontrastmitteltyps auf das Arterienkaliber in der experimentellen Angiographie. Fortschr Röntgenstr 111:620–629
70. Gambee LP (1951) Single-layer open intestinal anastomosis applicable to small as well as large intestine. West J Surg 59:1–5
71. Gambee LP, Garnjobst W, Hardwick CE (1956) Ten years' experience with a single layer anastomosis in colon surgery. Am J Surg 92:222–227
72. Gardner G, Grosfeld JL (1977) Increased survival in fecal peritonitis treated with donor peritoneal phagocytes. Surg Forum 28:51–53
73. Getzen LC, Roe RD, Holloway CK (1966) Comparative study of intestinal anastomotic healing in inverted and everted closures. Surg Gynecol Obstet 123:1219–1227
74. Gilmore OJA, Rosin RD, Exarchakos G, Ellis H (1978) Colonic anastomosis healing. The effect of topical povidone-iodine. Eur Surg Res 10:94–104
75. Gilmore OJA, Reid C, Houang E, Shaw EJ (1978) Intraperitoneal povidone-iodine in peritonitis. J Surg Res 25:471–476
76. Goligher JC, Graham NG, DeDombal FT (1970) Anastomotic dehiscence after anterior resection of rectum and sigmoid. Br J Surg 57:109–118
77. Goligher JC, Morris C, McAdam WAF, DeDombal FT, Johnston D (1970) A controlled trial of inverting versus everting intestinal suture in clinical large-bowel surgery. Br J Surg 57:817–822
78. Goligher JC, Lee PWG, Simpkins KC, Lintott DJ (1977) A controlled comparison of one- und two-layer techniques of suture for high and low colorectal anastomoses. Br J Surg 64:609–614
79. Görtz G, Rodloff AC (1983) Bedeutung anaerober Bakterien für die Entstehung von Leberabszessen nach Peritonitis: Experimentelle Befunde am Kaninchen. In: Häring R (Hrsg) Chirurgie der Leber. Medizin, Weinheim Deerfield Beach Basel
80. Grablowsky OM, Gage JO, Ray JE, Hanley PH (1973) Traumatic colonic and rectal injuries. Dis Colon Rectum 16:296–299
81. Greene EC (1968) Anatomy of the rat. Hafner, New York
82. Greisman SE, DuBuy JB, Woodward CL (1979) Experimental gram-negativ bacterial sepsis: Prevention of mortality not preventable by antibiotics alone. Infect Immun 25:538–557
83. Gulati SM, Thusoo TK, Kakar A, Iyenger B, Pandey KK (1982) Comparative study of free omental, peritoneal, dacron velour, and marlex mesh reinforcement of large-bowel anastomosis. Dis Colon Rectum 25:517–521
84. Halsted WS (1887) Circular suture of the intestine; an experimental study. Am J Med Sci 94:436–461
85. Hansen HH, Stelzner F (1975) Zur chirurgischen Anatomie der Arterienversorgung der Dickdarmwand. Langenbecks Arch Chir 340:63–74
86. Harder F, Frede KE, Hasler D, Neff U, Tondelli P, Allgöwer M (1981) Ein- und mehrzeitige Verfahren bei der Divertikulitis. Helv Chir Acta 48:767–773
87. Hares MM, Alexander-Williams J (1982) The effect of bowel preparation on colonic surgery. World J Surg 6:175–181
88. Hastings JC, Van Winkle W, Barker E, Hines D, Nichols W (1975) Effect of suture materials on healing wounds of the stomach and colon. Surg Gynecol Obstet 140:701–704
89. Hau T, Payne WD, Simmons RL (1979) Fibrinolytic activity of the peritoneum during experimental peritonitis. Surg Gynecol Obstet 148:415–418
90. Hau T, Lee JT, Simmons RL (1981) Mechanisms of the adjuvant effect of hemoglobin in experimental peritonitis. IV. The adjuvant effect of hemoglobin in granulocytopenic rats. Surgery 89:187–191

91. Hau T, Phuangsab A, Nishikawa RA, Nadar DJ (1982) Importance of fibrin for the pathogenesis and treatment of intraperitoneal infections. Eur Surg Res 14:118
92. Hawley PR (1970) Infection — the cause of anastomotic breakdown: An experimental study. Proc R Soc Med 63:752
93. Hawley PR (1973) Causes and prevention of colonic anastomotic breakdown. Dis Colon Rectum 16:272—277
94. Hawley PR (1982) In Symposium: Wounds and wound healing. Dis Colon Rectum 25:1—15
95. Hawley PR, Page Faulk W (1970) A circulatory collagenase inhibitor. Br J Surg 57: 900—904
96. Hawley PR, Page Faulk W, Hunt TK, Dunphy JE (1970) Collagenase activity in the gastro-intestinal tract. Br J Surg 57:896—900
97. Healey JE, McBride CM, Gallagher HS (1967) Bowel anastomosis by inverting and everting techniques. J Surg Res 7:299—304
98. Hedberg SE, Helmy AH (1984) Experience with gastrointestinal stapling at the Massachusetts General Hospital. Surg Clin North Am 64:511—528
99. Hell E, Häusler H, Pointer R (1983) Einreihige extra-muköse Darmanastomosen unter Verwendung von absorbierbaren Nahtmaterialien. Acta Chir Austr 4:93—97
100. Hell K, Allgöwer M (1976) Die Colonresektion. Springer, Berlin Heidelberg New York
101. Hell K, Barone C, Rossetti M (1981) Colonresektion mit modifizierter einreihiger Naht auf Stoß. Chirurg 52:53—55
102. Herrmann JB, Woodward SC, Pulaski EJ (1964) Healing of colonic anastomoses in the rat. Surg Gynecol Obstet 119:269—275
103. Herter FP, Colacchio TA (1982) The influence of antibiotics on infection and anastomotic recurrence after colon resektion for cancer.
104. Herzog B (1971) Mikroangiographische Studien am Rattendarm zur Prüfung verschiedener Anastomosenarten. Helv Chir Acta 38:179—184
105. Herzog B (1974) Die Darmnaht. Huber, Bern Stuttgart Wien (Aktuelle Probleme in der Chirurgie, Bd 20)
106. Herzog B (1977) Zur Nahttechnik der Darmanastomosen. Langenbecks Arch Chir 344:1—5
107. Hesp FLEM, Hendriks R, Lubbers E-JC, DeBoer HHM (1984) Wound healing in the intestinal wall: A comparison between experimental ileal and colonic anastomoses. Dis Colon Rectum 27:99—104
108. Hof L, Loegering DJ (1982) Increase of plasma neuraminidase activity in experimental peritonitis. Proc Soc Exp Biol Med 169:501—505
109. Houdart R, Lavergne A, Galian A, Hautefeuille P (1983) Evolution anatomo-pathologique des anastomoses digestives bord a bord en un plan. Gastroenterol Clin Biol 7:465—473
110. Hovnanian AP, Saddawi N (1972) An experimental study of the consequences of intraperitoneal irrigation. Surg Gynecol Obstet 134:575—578
111. Hughes ESR, McDermott FT, Polglase AL, Johnson WR, Pihl EA (1982) Sepsis and asepsis in large bowel cancer surgery. World J Surg 6:160—165
112. Hunt T (1980) Wound healing and wound infection: Theory and surgical practice. Appleton-Century-Crofts, New York
113. Hunt T (1982) In Symposium: Wounds and wound healing. Dis Colon Rectum 25: 1—15
114. Husemann B, Scheele J, Klüpfel P, Pesch H-J (1976) Vergleichende Untersuchungen verschiedener Anastomosentechniken am Verdauungstrakt des Hundes. Langenbecks Arch Chir 342:600—601
115. Irvin TT, Edwards JP (1973) Comparison of single-layer inverting, two-layer inverting, and everting anastomoses in the rabbit colon. Br J Surg 60:453—457
116. Irvin TT, Goligher JC (1973) Aetiology of disruption of intestinal anastomoses. Br J Surg 60:461—464

117. Irvin TT, Hunt TK (1974) The effect of trauma on colonic healing. Br J Surg 61: 430–436

118. Irvin TT, Hunt TK (1974) Pathogenesis and prevention of disruption of colonic anastomoses in traumatized rats. Br J Surg 61:437–439

119. Irvin TT, Goligher JC, Johnston D (1973) A randomized prospective clinical trial of single-layer and two-layer inverting intestinal anastomoses. Br J Surg 60:457–460

120. Jansen A, Becker AE, Brummelkamp WH, Keeman JN, Klopper PJ (1981) The importance of the apposition of the submucosal intestinal layers for primary wound healing of intestinal anastomoses. Surg Gynecol Obstet 152:51–58

121. Jiborn H, Ahonen J. Zederfeldt B (1978) Healing of experimental colonic anastomoses: The effect of suture technic on collagen concentration in the colonic wall. Am J Surg 135:333–340

122. Jiborn H, Ahonen J, Lidell B, Zederfeldt B (1979) Cardiac output distribution after left colon anastomosis in the rats. Eur Surg Res 11:134–144

123. Jiborn H, Ahonen J, Zederfeldt B (1980) Healing of experimental colonic anastomoses. III. Collagen metabolism in the colon after left colon resection. Am J Surg 139:398–405

124. John S (1978) Die Heilung der Enteroanastomose. Aktuel Chir 13:313–324

125. Jönsson K, Jiborn H, Zederfeldt B (1982) Mechanische Belastbarkeit von Dünndarmanastomosen mit und ohne Fäden. In: Thiede A, Hamelmann H (Hrsg) Moderne Nahtmaterialien und Nahttechniken in der Chirurgie. Springer, Berlin Heidelberg New York

126. Jostarndt L, Thiede A, Sonntag H-G, Hamelmann H (1981) Die systemische Antibioticumprophylaxe in der elektiven Colonchirurgie. Chirurg 52:398–402

127. Jourdan P (1955) Sutures en un plan des tuniques digestives. J Chir 90:649–655

128. Joyce LD, Hau T, Hoffmann R, Simmons RL, Lillehei RC (1978) Evaluation of the mechanism of zymosan-induced resistance to experimental peritonitits. Surgery 83: 717–725

129. Junginger T, Pichlmaier H (1982) Nahtmaterialien und Nahttechniken in der Kolonchirurgie. In: Thiede A, Hamelmann H (Hrsg) Moderne Nahtmaterialien und Nahttechniken in der Chirurgie. Springer, Berlin Heidelberg New York

130. Kapadia CR, Mann JB, McGeehan D, Biglin JEJ, Waxman BP, Dudley HAF (1983) Behaviour of synthetic absorbable sutures with and without synergistic enteric infection. Eur Surg Res 15:67–72

131. Kelleher DL, Puinno PA, Fong BC, Spitzer JA (1982) Glucose and lactate kinetics in septic rats. Metabolism 31:252–257

132. Keighley MRB (1982) Prevention and treatment of incition in colorectal surgery. World J Surg 6:312–320

133. Kern E (1982) Nahtinsuffizienz von Enteroanastomosen: Übersichtsreferat. Langenbecks Arch Chir 358:247–252

134. Kerscher P, Wünsch PH, Steidl H (1979) Naht der Submukosa bei der Dickdarmanastomose. Chirurg 50:770–774

135. Kerscher P, Wünsch PH, Lehmann L, Eich J (1982) Ist die alleinige Naht der Submukosa eine Alternative zu den bisherigen Nahttechniken? In: Thiede A, Hamelmann H (Hrsg) Moderne Nahtmaterialien und Nahttechniken in der Chirurgie. Springer, Berlin Heidelberg New York

136. Killingback M (1983) Management of perforative diverticulitis. Surg Clin North Am 63:97–115

137. Kirkegaard P, Christensen AB, Ibsen J, Hegedus V, Christiansen J (1980) Experimental nonsuture colonic anastomoses. Am J Surg 139:233–236

138. Kirkpatrick JB (1977) The exteriorized anastomosis: Its role in surgery of the colon. Surgery 82:362–365

139. Klein P (1976) Neues Verfahren zur Sicherung der Dickdarmanastomosen: Experimentelle Ergebnisse mit gestielten Peritoneallappen. Langenbecks Arch Chir 341: 51–61

140. Kricke E (1983) Komplizierte Sigmadivertikulitis. Erfahrungen mit der Operation nach Hartmann. Chir Praxis 31:511−516
141. Krukowski ZH, Smith G (1983) A unifying concept of polymorphonuclear neutrophil function in acute bacterial infection. World J Surg 7:424−429
142. Kummer D, Bustamante I, Grosse B (1980) Wundheilungsstörungen und Letalität bei ein- und mehrzeitiger Sigma- und Rectumresektion. Chirurg 51:110−114
143. Lagarde MC, Bolton JS, Cohn I (1978) Intraperitoneal povidone-iodine in experimental peritonitis. Ann Surg 187:613−619
144. Lamesch A, Dociu N (1977) Die mikrochirurgische Darmnaht: Untersuchungen am Rattendarm. Z Kinderchir 21:263−274
145. Langer S (1978) Colon-Nahttechnik: Einreihige Naht. Langenbecks Arch Chir 347: 601−604
146. Langer S, Kupczyk D (1982) Entstehung der Nahtinsuffizienz. Langenbecks Arch Chir 358:253−258
147. Langer S, Pesendorfer H, Breining H, Cen M (1974) Klinische und tierexperimentelle Studien zur Anastomosentechnik in der Darmchirurgie. Langenbecks Arch Chir 335: 309−320
148. Langer S, Haberland R, Breining H (1976) Die Dickdarmanastomose und ihre Abheilung unter massiver Bakterienkontamination. Langenbecks Arch Chir 341:1−9
149. Lavigne JE, Brown CS, Machiedo GW, Blackwood JM, Rush BF (1974) The treatment of experimental peritonitis with intraperitoneal betadine solution. J Surg 16: 307−311
150. Leaper DJ, Angiography as an index of healing in experimental laparotomy wounds and colonic anastomoses. Ann R Coll Surg 65:20−23
151. Leder L-D (1982) Wundheilung und Fremdkörperreaktion. In: Thiede A, Hamelmann H (Hrsg) Moderne Nahtmaterialien und Nahttechniken in der Chirurgie. Springer, Berlin Heidelberg New York
152. Lee JT, Ahrenholz DH, Nelson RD, Simmons RL (1979) Mechanisms of the adjuvant effect of hemoglobin in experimental peritonitis. V. The significance of the coordinated iron component. Surgery 86:41−49
152a. Lembert A (1826) Memoire sur l'enterorrhaphie avec la description d'un procede nouveau pour pratiquer cette operation chirurgicale. Rep Gen Anat Physiol Pathol 2:100−107
153. Lindner J (1962) Die Morphologie der Wundheilung. Langenbecks Arch Chir 301: 39−70
154. Lindström CG, Rosengren J-E, Fork F-T (1979) Colon of the rat. An anatomic, histologic and radiographic investigation. Acta Radiol (Diagn) (Stockh) 20:523−535
155. LoCicero J, Tjima T, Drapanas T (1975) A half-century of experience in the management of colon injuries: Changing concepts. J Trauma 15:575−579
156. Loeb MJ (1967) Comparative strength of inverted, everted, and end-on-intestinal anastomoses. Surg Gynecol Obstet 125:301−314
157. Lohr J, Wagner PK, Rothmund M (1984) Perioperative Antibioticaprophylaxe (Einmal- oder Mehrfachgabe) bei elektiven colorectalen Eingriffen: Eine randomisierte Studie. Chirurg 55:512−514
158. Lou MA, Johnson AP, Atik M, Mandal AK, Alexander JL, Schlater TL (1981) Exteriorized repair in the management of colon injuries. Arch Surg 116:926−929
159. Lünstedt B, Thiede A, Quill D, Dudley H (1984) Beeinflussung der Kollagenasekonzentration durch verschiedene Nahtmaterialien in der Colonchirurgie. Langenbecks Arch Chir (Suppl) Chir Forum 167−169
160. Lykkegaard Nielsen M, Scheibel JH, Wamberg T (1978) Septic complications in colorectal surgery after 24 hours versus 60 hours of preoperative antibiotic bowel preparation. Acta Chir Scand 144:523−526
161. Madden JL (1966) Treatment of perforated lesions of the colon by primary resection and anastomosis. Dis Colon Rectum 9:413−416
162. Madden JL, Tan PY (1961) Primary resection and anastomosis in the treatment of perforated lesions of the colon with abscess or diffusing peritonitis. Surg Gynecol

162. Madden JL, Tan PY (1961) Primary resection and anastomosis in the treatment of perforated lesions of the colon with abscess or diffusing peritonitis. Surg Gynecol Obstet 113:646—650
163. Marella MS, del Campo A (1967) Die einschichtige Darmnaht. Zentralbl Chir 92: 633—638
164. Matheson NA, Irving AD (1975) Single layer anastomosis after rectosigmoid resection. Br J Surg 62:239—242
165. Matolo NM, Cohen SE, Wolfman EF (1976) Experimental evaluation of primary repair of colonic injuries. Arch Surg 111:78—80
166. McAdams AJ, Meikle AG, Taylor JO (1970) One layer or two layer colonic anastomoses? Am J Surg 120:546—550
166a. Murphy JB (1892) Cholecysto-intestinal, gastro-intestinal, entero-intestinal anastomosis, and approximation without sutures. Med Rec (NY) 42:665—676
167. Adjafi A, Allgöwer M (1969) Ein- oder mehrzeitige Sanierung bei Komplikationen der Kolon-Divertikulitis. Helv Chir Acta 36:41—47
168. Nahai F, Lamb JM, Havican RG, Stone HH (1977) Factors involved in disruption of intestinal anastomoses. Am Surg 43:45—51
169. Nichols RL, Smith JW, Balthazar ER (1978) Peritonitis and intraabdominal abscesses: An experimental model for the evaluation of human disease. J Surg Res 25:129—134
170. Nicole A, Kalfopoulos P, Petropoulos P, Hahnloser P (1984) Chirurgie colique gauche d'urgence: Anastomose per primam? Helv Chir Acta 51:51—54
171. Nockemann PF (1978) Colon-Nahttechnik: Zweireihige Naht. Langenbecks Arch Chir 347:605—607
172. Nöthiger F (1978) Tierexperimentelle Studie mit verschiedenen Nahtmaterialien an der Kolonanastomose der Ratte. Helv Chir Acta 45:171—173
173. Nöthiger F (1982) Vergleichende Untersuchungen zur Wertigkeit des Nahtmaterials bei der Dickdarmanastomose: In: Thiede A, Hamelmann H (Hrsg) Moderne Nahtmaterialien und Nahttechniken in der Chirurgie. Springer, Berlin Heidelberg New York
174. Nöthiger F, Ziegler WJ, Finger J, Kaufmann R (1980) Nahtmaterial in der Darmanastomose. Helv Chir Acta (Suppl) 14
175. Nyström P-O, Skau T (1983) Elimination patterns of escherichia coli and bacteroides fragiclis from the peritoneal cavity. Acta Chir Scand 149:383—388
176. O'Leary JP, Hanano M, Malik FS (1977) Beneficial effect of minidose heparin in experimental peritonitis. Surg Forum 28:55—57
177. O'Leary JP, Malik FS, Donahoe RR, Johnston AD (1979) The effects of a minidose of heparin on peritonitis in rats. Surg Gynecol Obstet 148:571—575
179. Onderdonk AB, Bartlett JG, Louie T, Sullivan-Seigler N, Gorbach SL (1976) Microbial synergy in experimental intra-abdominal abscess. Infect Immun 13:22—26
180. Orr NW (1969) A single-layer intestinal anastomosis. Br J Surg 56:771—774
181. Otten, Heymann H, Menne HJ, Birkenfeld U, Von der Lieth H, Kaiser W, Düben W (1982) Nahttechnik am Rektum — Maschinelle oder manuelle Naht. In: Thiede A, Hamelmann H (Hrsg) Moderne Nahtmaterialien und Nahttechniken in der Chirurgie. Springer, Berlin Heidelberg New York
182. Pichlmayr R, Meyer H-J (1982) Behandlung der Nahtinsuffizienz — Präliminar-Therapie, Definitiv-Therapie, Indikationsabgrenzung. Langenbecks Arch Chir 358: 275—279
183. Pitcairn M, Schuler J, Erve PR, Holtzman S, Schumer W (1975) Glucocorticoid and antibiotic effect on experimental gram-negative bacteremic shock. Arch Surg 110: 1012—1015
184. Pontius RG, Creech O, DeBakey ME (1957) Management of large bowel injuries in civilian practice. Ann Surg 146:291—295
185. Poth EJ (1982) Historical development of intestinal antisepsis. World J Surg 6:153—159

186. Poth EJ, McClure JN (1950) Intestinal obstruction: The protective action of sulfa-suxidine and sulfathaladine to the ileum following vascular damage. Ann Surg 131: 159–170

187. Pulaski EJ, Noyes HE, Evans JR, Brame RA (1954) The influence of antibiotics on experimental endogenous peritonitis. Surg Gynecol Obstet 99:341–357

188. Ravitch MM (1969) Some considerations on the healing of intestinal anastomoses. Surg Clin North Am 49:627–635

189. Ravitch MM (1975) Observations on the healing of wounds of the intestines. Surgery 77:665–673

190. Ravitch MM, Steichen FM (1972) Technics of staple suturing in the gastrointestinal tract. Ann Surg 175:815–837

191. Ravitch MM, Canalis F, Weinshelbaum A, McCormick J (1967) Studies in intestinal healing: III Observation on everting intestinal anastomoses. Ann Surg 166:670–680

192. Ravitch MM, Brolin R, Kolter J, Yap S (1981) Studies in the healing of intestinal anastomoses. World J Surg 5:627–637

193. Reichel K (1968) Die einreihige Enteroanastomose: Experimentelle und klinische Ergebnisse. Langenbecks Arch Chir 322:1005–1011

194. Reifferscheid M (1982) Rundgespräch: Nahtinsuffizienz von Entero-Anastomosen. Langenbecks Arch Chir 358:282–284

195. Renvall SY (1980) Peritoneal metabolism and intra-abdominal adhesion formation during experimental peritonitis. Acta Chir Scand (Suppl) 503

196. Rhinelander FW, Baragry RA (1962) Microangiography in bone healing. J Bone Joint Surg (Am) 44:1273–1297

197. Rosato EF, Oram-Smith JC, Mullis WF, Rosato FE (1972) Peritoneal lavage treatment in experimental peritonitis. Ann Surg 175:384–387

198. Rosenberg IL, Graham NG, DeDombal FT, Goligher JC (1971) Preparation of the intestine in patients undergoing major large-bowel surgery, mainly for neoplasms of the colon and rectum. Br J Surg 58:266–269

199. Rothenberg H, Chassin J, Scher S, Treitler B, Lear PE (1959) Bowel anastomosis in the presence of peritonitis. Surg Forum 10:201–203

200. Rothenberg S, Silvani H, Chester S, Warmer H, McCorkle HL (1948) Comparison of the efficacy of therapeutic agents in the treatment of experimentally induced diffuse peritonitis of intestinal origin. Ann Surg 128:1148–1163

201. Rusca JA, BOrnside GH, Cohn I (1969) Evertaking versus inverting gastrointestinal anastomoses: Bacterial leakage and anastomotic disruption. Ann Surg 169:727–734

202. Ryan P (1970) The effect of surrounding infection upon the healing of colonic wounds: Experimental studies and clinical experiences. Dis Colon Rectum 13:124–126

203. Sabin FR (1920) Healing of end-to-end anastomoses with special reference to regeneration of blood vessels. Bull Johns Hopkins Hosp 31:289–300

204. Sako J, Wangensteen OH (1952) Experimental studies on gastrointestinal anastomoses. Surg Forum 2:117–123

205. Samhouri F, Grodsinsky C, Fox T (1978) The management of colonic and rectal injuries. Dis Colon Rectum 21:426–429

206. Schatten WE, Abbott WE (1953) Intraperitoneal administration of terramycin in the treatment of experimental peritonitis. Surg Gynecol Obstet 17:445–456

207. Scheele J (1982) Grundlagen der Anastomosenheilung. In: Scheele J (Hrsg) Fibrinklebung. Springer, Berlin Heidelberg New York

208. Scheele J, Groitl H, Pesch HJ (1984) Auto-Suture oder Handnaht? Colon Protocol 6:65–76

209. Scheele J, Herzog J, Mühe E (1978) Anastomosensicherung am Verdauungtrakt mit Fibrinkleber. Nahttechnische Grundlagen, experimentelle Befunde, klinische Erfahrungen. Zentralbl Chir 103:1325–1336

210. Scheibel JH, Lykkegaard Nielsen M, Wamberg T (1978) Septic complications in colorectal surgery after 24 hours versus 60 hours of preoperative antibiotic bowel preparation. Acta Chir Scand 144:527–532
211. Schillaci A, Cavallar A, Stipa S (1979) Comparative results of three different techniques for colonic anastomosis in the dog. Surg Gynecol Obstet 149:238–240
212. Schrock TR (1982) Wounds and wound healing. Dis Colon Rectum 25:1–15
213. Schrock TR, Christensen N (1972) Management of perforating injuries of the colon. Surg Gynecol Obstet 135:65–68
214. Schrock TR, Deveney CW, Dunphy JE (1973) Factors contributing to leakage of colonic anastomoses. Ann Surg 177:513–518
215. Shadomy S, Pulaski EJ (1966) Experimental bacterial peritonitis in mice. J Surg Res 6:107–116
217. Sharbaugh RJ, Rambo WM (1974) Cephalothin and peritoneal lavage in the treatment of experimental peritonitis. Surg Gynecol Obstet 139:211–219
218. Simmons RL, Diggs JW, Sleemann HK (1968) Pathogenesis of peritonitis. III. Local adjuvant action of hemoglobin in experimental E. coli peritonitis. Surgery 63:810–815
219. Simpson A, Srivastava VK (1975) Temporary transcaecal ileal diversion in prevention of anastomotic leak in planned colonic surgery (an alternative to proximal colostomy). Br J Surg 62:243–245
220. Sisel RJ, Donovan AJ, Yellin AE (1972) Experimental fecal peritonitis. Influence of barium sufate or water-soluble radiographic contrast material on survival. Arch Surg 104:765–768
221. Sleeman HK, Diggs JW, Hayes DK, Hamit HF (1969) Value of antibiotics, corticosteroids, and peritoneal lavage in the treatment of experimental peritonitis. Surgery 66:1060–1066
222. Smith M, Enquist IF (1967) A quantitative study of impaired healing resulting from infection. Surg Gynecol Obstet 125:965–973
223. Smith SRG, Connolly JC, Crane PW, Gilmore OJA (1982) The effect of surgical drainage materials on colonic healing. Br J Surg 69:153–155
224. Smith SRG, Connolly JC, Gilmore OJA (1983) The effect of faecal loading on colonic anastomotic healing. Br J Surg 70:49–50
225. Streichen FM (1968) The use of staplers in anatomical side-to-side and functional ned-to-end enteroanastomoses. Surgery 64:948–953
226. Steinberg B, Martin RA (1944) Diffusion and localization of experimental infections of the peritoneum. Surgy Gynecol Obstet 79:459–468
227. Stelzner F (1982) Vorbeugung der intraperitonealen Nahtinsuffizienz (Dünn- und Dickdarm). Langenbecks Arch Chir 358:259–263
228. Stone HH (1983) Antibiotics in colon surgery. Surg Clin North Am 63:3–9
229. Stone HH, Fabian TC (1979) Management of perforating colon trauma. Randomization between primary closure and exteriorization. Ann Surg 190:430–436
230. Tagart REB (1981) Colorectal anastomosis: factors influencing success. J R Soc Med 74:111–118
231. Thiede A (1982) Biologische Wertigkeit der Nahtmaterialien. In: Thiede A, Hamelmann H (Hrsg) Moderne Nahtmaterialien und Nahttechniken in der Chirurgie. Springer, Berlin Heidelberg New York
232. Thiede A, Troidl H, Poser H, Jornstardt L, Hamelmann H (1980) Prospektive Studie zum Auto-Suture-Klammernahtgerät für Kolon- und Rektumanastomosen. Zentralbl Chir 105:825–832
233. Thigpen JB, Santelices AA, Hagan WV, Urdaneta LF, Stephenson SE (1980) Current management of trauma to the colon. Am Surg 46:108–110
234. Thompson JS, Moore EE (1982) Factors affecting the outcome of exteriorized colon repairs. J Trauma 22:403–406
235. Thompson JS, Morre EE, Moore JB (1981) Comparison of penetrating injuries of the right and left colon. Ann Surg 193:414–418

236. Thow GB (1980) Emergency left colon resection with primary anastomoses. Dis Colon Rectum 23:17–24

237. Tolhurst Cleaver CL, Hopkins AD, Kee Kwong KC NG, Raferty AT (1974) The effect of postoperative peritoneal lavage on survival, peritoneal wound healing and adhesion formation fecal peritonitis: An experimental study in the rat. Br J Surg 61:601–604

237a. Travers B (1812) An inquiry into the process of nature in repairing injuries of the intestine. Longmans & Green, London

238. Trimpi HD, Khubchandani T, Sheets JA, Stasik JJ (1977) Advances in intestinal anastomoses: Experimental study and an analysis of 984 patients. Dis Colon Rectum 20:107–117

239. Trueblood HW, Nelsen TS, Shoichi Kohatsu, Oberhelman HA (1969) Wound healing in the colon: Comparison of inverted and everted closures. Surgery 65:919–930

240. Underwood JW, Marks CE (1984) The septic complications of sigmoid diverticular disease. Br J Surg 71:209–211

240a. Van Winkle W (1969) The tensile strength of wounds and factors that influence it. Surg Gynecol Obstet 129:819–838

241. Viljanto J (1964) Biochemical basis of tensile strength in would healing. Acta Chir Scand (Suppl) 333

242. Wanninger J, Buchgeister C (1982) Der Einfluß der Nahtspannung auf die Wundfestigkeit der Dickdarmanastomose. In: Thiede A, Hamelmann H (Hrsg) Moderne Nahtmaterialien und Nahttechniken in der Chirurgie. Springer, Berlin Heidelberg New York

243. Wara P, Sorensen K, Berg V, Amdrup E (1981) The outcome of staged management of complicated diverticular disease of the sigmoid colon. Acta Chir Scand 147:209–214

244. Ward MWN, Danzi M, Lewin MR, Rennie MJ, Clark CG (1982) The effects of subclinical malnutrition and refeeding on the healing of experimental colonic anastomoses. Br J Surg 69:308–310

245. Wayand W, Schiessel R, Farid M, Gutierrez R, Dinstl K (1979) Healing of enterotomies with preexcisting peritonitis. An experimental study in Guinea pigs. Eur Surg Res 11:122–126

246. Wedell H-J, Banzaf G, Meier zu Eissen P, Castrup W, van Calker J (1983) Die notfallmäßige Colektomie mit primärer Anstomose beim obturierenden linksseitigen Coloncarcinom. Chirurg 54:582–588

247. Weinstein WM, Onderdonk AB, Bartlett JG, Gorbach SL (1974) Experimental intraabdominal abscesses in rats: Development of an experimental model. Infect Immun 10:1250–1255

248. Werner B, Knipper A, De Heer K, Soehendra N, Eichen R (1976) Der angioplicale Colonverschluß der Ratte. Ein experimenteller Beitrag zum Aufbau und zur Funktion gastrointestinaler Verschlußsysteme. Langenbecks Arch Chir 341:281–288

249. Whitaker BL, Dixon RA, Greatorex G (1970) Anastomic failure in relation to blood transfusion and blood loss. Proc R Soc Med 63:751

250. Wichterman KA, Baue AE, Chaudry IH (1980) Sepsis and septic shock – a review of laboratory models and a proposal. J Surg Res 29:189–201

251. Wise L (1981) Invited comentary. Studies in the healing of intestinal anastomoses. World J Surg 5:627–637

252. Wise L, McAlister W, Stein T, Schuck P (1975) Studies on the healing of anastomoses of small and large intestines. Surg Gynecol Obstet 141:190–194

252a. Wölfner A (1881) Gastro-Enterostomie. Centralbl Chir 45:705–708

253. Yale CE, Van Gemert JV (1971) Healing of inverted and everted intestinal anastomoses in germfree rats. Surgery 69:382–388

254. Yamakawa T, Snyder Patin C, Sobel S, Morgenstern L (1971) Healing of colonic anastomoses following resection for experimental „diverticulitis". Arch Surg 103:17–20

255. Young HL, Wheeler MH (1983) Collagenase inhibition in the healing colon. J R Soc Med 76:32–36

256. Zederfeldt B (1983) Choice of suture materials for wound closure. Eur Surg Res 15: 57–58
257. Zederfeldt B, Jiborn H, Blomquist P (1982) Effects of different suture techniques on healing of experimental colonic anastomosis. In: Thiede A, Hamelmann H (Hrsg) Moderne Nahtmaterialien und Nahttechniken in der Chirurgie. Springer, Berlin Heidelberg New York
258. Zintel HA, Zinsser HH, Runyon W, Jackson GL, Nichols AC, Wiley MM, Williams WJ (1950) Influence of antibiotics and sulfonamides on the mortality and bacteria of experimental peritonitis. Surg Gynecol Obstet 91:742–750
259. Zolnhofer KH (1964) Die Darmresektion im Zustand der Peritonitis. Arch Klin Chir 308:203–207

Sachverzeichnis